Orthopedische Casuïstiek

K. van Nugteren, Beek-Ubbergen, Gelderland, Nederland   *Serieredacteur*

Deze uitgave *Oefenprogramma's voor de knie* is een onderdeel van de reeks Orthopedische Casuïstiek.

Orthopedische Casuïstiek
In de boekenreeks van Orthopedische Casuïstiek wordt ieder onderwerp besproken aan de hand van patiëntencasuïstiek uit de dagelijkse praktijk.

De tekst is rijk geïllustreerd met educatieve tekeningen en foto's.

De bijlagen achterin het boek tonen handige overzichten van tests en oefeningen die van belang zijn voor de behandeling.

Het boek is in het bijzonder bestemd voor fysiotherapeuten, kinesitherapeuten, oefentherapeuten, huisartsen en orthopeden.

Bestellen
De uitgaven uit deze reeks zijn te bestellen via de boekhandel of rechtstreeks via de webwinkel van uitgeverij Bohn Stafleu van Loghum: ▶ www.bsl.nl

Serieredactie
De redacteur van Orthopedische Casuïstiek is Koos van Nugteren.

Serieredactie:
Koos van Nugteren

Redacteur:
Patty Joldersma

Oefenprogramma's voor de knie

Deel 1: het tibiofemorale gewricht

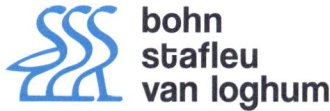

Houten 2018

ISSN 2468-6425 ISSN 2468-6433 (electronic)
Orthopedische Casuïstiek
ISBN 978-90-368-2191-9 ISBN 978-90-368-2192-6 (eBook)
https://doi.org/10.1007/978-90-368-2192-6

© Bohn Stafleu van Loghum is een imprint van Springer Media B.V., onderdeel van Springer Nature 2018
Alle rechten voorbehouden. Niets uit deze uitgave mag worden verveelvoudigd, opgeslagen in een geautomatiseerd gegevensbestand, of openbaar gemaakt, in enige vorm of op enige wijze, hetzij elektronisch, mechanisch, door fotokopieën of opnamen, hetzij op enige andere manier, zonder voorafgaande schriftelijke toestemming van de uitgever.

Voor zover het maken van kopieën uit deze uitgave is toegestaan op grond van artikel 16b Auteurswet j° het Besluit van 20 juni 1974, Stb. 351, zoals gewijzigd bij het Besluit van 23 augustus 1985, Stb. 471 en artikel 17 Auteurswet, dient men de daarvoor wettelijk verschuldigde vergoedingen te voldoen aan de Stichting Reprorecht (Postbus 3060, 2130 KB Hoofddorp). Voor het overnemen van (een) gedeelte(n) uit deze uitgave in bloemlezingen, readers en andere compilatiewerken (artikel 16 Auteurswet) dient men zich tot de uitgever te wenden.

Samensteller(s) en uitgever zijn zich volledig bewust van hun taak een betrouwbare uitgave te verzorgen. Niettemin kunnen zij geen aansprakelijkheid aanvaarden voor drukfouten en andere onjuistheden die eventueel in deze uitgave voorkomen. De uitgever blijft onpartijdig met betrekking tot juridische aanspraken op geografische aanwijzingen en gebiedsbeschrijvingen in de gepubliceerde landkaarten en institutionele adressen.

NUR 894
Basisontwerp omslag: Studio Bassa, Culemborg
Automatische opmaak: Scientific Publishing Services (P) Ltd., Chennai, India

Bohn Stafleu van Loghum
Walmolen 1
Postbus 246
3990 GA Houten

www.bsl.nl

Inhoud

1	**Inleiding**	1
	Patty Joldersma en Koos van Nugteren	
1.1	Opbouw van het boek	2
1.2	Open- en geslotenketenoefeningen	2
1.2.1	Openketenoefeningen van de onderste extremiteit	2
1.2.2	Geslotenketenoefeningen van de onderste extremiteit	4
1.3	Apparatuur versus losse gewichten	4
1.4	Squat	5
1.4.1	Variaties	5
1.5	Bilaterale versus unilaterale oefeningen	7
1.6	Ketentraining	7
1.7	Spierkracht opbouwen	7
1.8	Verzwaringsprincipes van kracht- en stabiliteitstraining	8
	Literatuur	8
2	**Voorstekruisbandletsel**	9
	Patty Joldersma en Koos van Nugteren	
2.1	Voorbeeldcasus	11
2.1.1	Bevindingen bij onderzoek	11
2.2	Bespreking	11
2.2.1	De functie van de vkb tijdens activiteiten en oefeningen	12
2.2.2	Ongevalsmechanisme	14
2.2.3	Quadriceps en hamstrings	14
2.2.4	De dynamische knievalgus	15
2.3	Klinische vkb-tests	16
2.4	Aanvullend onderzoek	16
2.5	Therapie	16
2.5.1	De operatie	17
2.5.2	Overwegingen die een rol spelen bij de keuze BPTB of hamstrings	18
2.5.3	Fysiotherapie/kinesitherapie	18
2.6	Oefenprogramma	20
2.7	Nadere informatie	20
	Literatuur	20
3	**Oefenprogramma na voorstekruisbandletsel**	21
	Patty Joldersma	
3.1	Inleiding	23
3.2	Mobilisatie-oefeningen van de knie	23
3.2.1	Bungelen en knieflexie in buiklig	23
3.2.2	Heel slides in ruglig	23
3.2.3	Knieflexie-extensie met bal	23
3.2.4	Doorhangen knie in ruglig met handdoekrol onder de hak	25
3.3	Kuitspierversterking	25
3.3.1	Calf raise	25

3.4	**Heup- en bilspierversterking**	25
3.4.1	Heupabductie in stand (side kick)	25
3.4.2	Heupabductie en heupexorotatie in zijlig	25
3.4.3	Pelvic drop	27
3.5	**Rompspierversterking**	28
3.5.1	Plank	28
3.5.2	Side plank	29
3.6	**Hamstringversterking**	29
3.6.1	Leg curl	29
3.6.2	Bruggetje	30
3.6.3	Hamstringcurl met een handdoek	30
3.6.4	Good morning	30
3.6.5	Deadlift	30
3.7	**Quadricepsversterking**	31
3.7.1	ASLR: Active straight leg raise	31
3.7.2	Leg extension	33
3.7.3	Partieel belaste quadricepsoefeningen	33
3.7.4	Leg press	35
3.7.5	Squat	36
3.7.6	Split squat	37
3.7.7	Lunge	38
3.7.8	Side lunge	38
3.7.9	Step-up step-down	39
3.7.10	Single leg squat	39
3.8	**Stabiliteitstraining**	40
3.8.1	Stabiliteitsoefeningen in een recht vlak	41
3.8.2	Stabiliteitsoefeningen in een rotatoir vlak	41
3.9	**Speedladdertraining**	41
3.10	**Sprinttraining**	41
3.11	**Sprongtraining**	41
3.11.1	Squat met sprong	41
3.11.2	Split squat met sprong	43
3.11.3	Lunge met wisselsprong	43
3.11.4	Eenbenige sprong voorwaarts	43
3.11.5	Eenbenige sprong zijwaarts	43
3.11.6	Trampolinesprongen	48
3.11.7	Tweebenige sprongen op de bosubal	48
3.11.8	Eenbenige sprongen op de bosubal	48
4	**Het mediaal collateraal ligamentletsel**	**51**
	Patty Joldersma	
4.1	**Voorbeeldcasus**	52
4.1.1	Bevindingen bij onderzoek	52
4.2	**Bespreking**	52
4.2.1	Nachtelijke pijn	52
4.2.2	Ontstaansmechanisme	53
4.2.3	Pellegrini-Stieda	53

4.3	**Tests**	54
4.4	**Therapie**	54
4.4.1	Conservatieve therapie	54
4.4.2	Opbouw van de oefeningen	55
4.4.3	Operatieve therapie	55
4.5	**Oefenprogramma**	55
4.6	**Nadere informatie**	55
	Literatuur	56

5	**Oefenprogramma mcl-laesie**	**57**
	Patty Joldersma	
5.1	**Inleiding**	59
5.2	**Mobilisatie-oefeningen van de knie**	59
5.2.1	Bungelen	59
5.2.2	Knieflexie in buiklig en heel slides in ruglig	59
5.2.3	Knieflexie-extensie met een bal	59
5.2.4	Doorhangen van de knie in zit op een stoel	59
5.3	**Stabilisatie-oefeningen van de knie**	61
5.3.1	Op één been staan	61
5.3.2	Balans in lungepositie	61
5.3.3	Op één been staand een bal gooien en vangen	61
5.3.4	Op één been staan met hoofdbewegingen	63
5.3.5	Op één been staand met beenbewegingen drie pionnen aanraken	63
5.3.6	In lungepositie met een bal stuiteren	64
5.3.7	Met één been op een bosubal een pulley trekken	64
5.3.8	Rotatoire oefeningen met pulley en bosubal	64
5.3.9	Balansparcours	66
5.4	**Spierversterkende oefeningen voor de quadriceps**	66
5.4.1	Leg extension in zit in open keten	66
5.4.2	Active straight leg raise (ASLR) in open keten	66
5.4.3	Partieel belaste quadricepsoefeningen in gesloten keten	66
5.4.4	Knie-extensie in stand bal tegen een muur drukken in gesloten keten	66
5.4.5	Bilaterale squat in een voor-achterwaarts vlak	68
5.4.6	Bilaterale lunges in een voor-achterwaarts vlak	68
5.4.7	Step-up step-down in een voor-achterwaarts vlak	68
5.4.8	Side lunge in een zijwaarts vlak	71
5.4.9	Quadricepsoefeningen in een rotatoir vlak	71
5.5	**Spierversterkende oefeningen voor de hamstrings (mm. semitendinosus en semimembranosus)**	73
5.5.1	Leg curl	73
5.5.2	Bruggetje	73
5.5.3	Good morning	73
5.6	**Spierversterkende oefeningen voor de m. gracilis**	73
5.6.1	Sumo squat	73
5.6.2	Sumo deadlift	74
5.7	**Speedladdertraining voor coördinatie en snelheid**	76

6	**Meniscuslaesie**	77
	Patty Joldersma	
6.1	**Voorbeeldcasus**	79
6.1.1	Bevindingen bij onderzoek vier weken na het trauma	79
6.2	**Bespreking**	79
6.2.1	Functie van de meniscus	79
6.2.2	Traumatisch meniscusletsel	80
6.2.3	Degeneratief meniscusletsel	81
6.3	**Klinische tests**	81
6.4	**Therapie**	81
6.4.1	Conservatieve therapie	81
6.4.2	Stabilisatie-oefeningen	82
6.4.3	Quadricepstraining	82
6.4.4	Opbouw van spierkracht	84
6.4.5	Versterking van heup-, romp- en kuitmusculatuur	84
6.4.6	Educatie	84
6.4.7	Gewichtsverlies	84
6.5	**Operatieve therapie**	84
6.5.1	Partiële meniscectomie versus conservatieve behandeling bij ouderen	85
6.5.2	Revalidatie na een operatie	85
6.6	**Oefenprogramma**	86
6.7	**Nadere informatie**	86
	Literatuur	86
7	**Oefenprogramma meniscuslaesie**	87
	Patty Joldersma	
7.1	**Inleiding**	89
7.2	**Mobilisatie-oefeningen van de knie**	89
7.2.1	Bungelen	89
7.2.2	Heel slides in zit en wall slides	89
7.2.3	Knie-extensie met ondersteuning	89
7.2.4	Prone hangs	89
7.2.5	Lichtbelaste knieflexie aan het wandrek	91
7.3	**Stabilisatie-oefeningen van de knie**	91
7.4	**Quadricepsversterking in een open keten**	91
7.4.1	Knie-extensie in ruglig	91
7.4.2	Leg extension in zit	91
7.4.3	ASLR: Active straight leg raise	95
7.5	**Quadricepsversterking in een gesloten keten**	95
7.5.1	Partieel belaste quadricepsoefeningen	95
7.5.2	Leg press	96
7.5.3	Split squat	96
7.5.4	Deadlift	98
7.5.5	Squat	99
7.5.6	Lunge	100
7.5.7	Step-up step-down	101
7.5.8	Single leg squat	102
7.6	**Speedladdertraining voor coördinatie en snelheid**	102

8	**Gonartrose**	103
	Patty Joldersma	
8.1	**Voorbeeldcasus**	105
8.1.1	Bevindingen bij onderzoek	105
8.2	**Bespreking**	105
8.3	**Conservatieve therapie**	106
8.3.1	Spierversterkende oefeningen	107
8.3.2	Gewrichtsmobilisatie	107
8.3.3	Coördinatie-, rek- en balansoefeningen	107
8.3.4	Hydrotherapie	108
8.3.5	Tai chi	108
8.3.6	Low-impactsporten	108
8.3.7	Medicatie	108
8.3.8	Injecties	108
8.3.9	Voedingssupplementen	108
8.3.10	Gewichtsverlies	109
8.4	**Fysiotherapie**	109
8.5	**Operatieve therapie**	110
8.6	**Oefenprogramma**	110
8.7	**Nadere informatie**	111
	Literatuur	111
9	**Oefenprogramma knieartrose**	113
	Patty Joldersma	
9.1	**Inleiding**	114
9.2	**Mobilisatie-oefeningen van de knie**	114
9.2.1	Bungelen	114
9.2.2	Heel slides	114
9.2.3	Doorhangen van de knie in zit op een stoel	114
9.3	**Spierversterkende oefeningen van de quadriceps**	114
9.3.1	Eindstandige extensie van de knie	114
9.3.2	Spierversterking eindstandige extensie van de knie	116
9.3.3	Leg press	116
9.3.4	Squat	117
9.3.5	Lunge	117
9.4	**Stabilisatie-oefeningen van de knie**	118
9.5	**Spierversterkende oefeningen van de heupabductoren**	118
9.5.1	Heupabductie in zijlig	118
9.5.2	Hip clamshell	122
9.5.3	Step-up en step-down	122
	Bijlagen	125
	Bijlage I: Hydropstests van de knie	126
	Bijlage II: Functieonderzoek van de knie	128
	Bijlage III: Stabiliteitstests van de knie	130
	Bijlage IV: Meniscustests	137
	Eerder verschenen delen uit de serie	141
	Register	142

Inleiding

Patty Joldersma en Koos van Nugteren

Samenvatting

De inleiding beschrijft de opbouw van het boek. Daarnaast beschrijft de inleiding de basisprincipes en de voor- en nadelen van open- en geslotenketenoefeningen, en wordt speciale aandacht besteed aan verschillende vormen van kniebuigingen (squats). Ten slotte toont de laatste paragraaf hoe oefeningen kunnen worden verzwaard en opgebouwd. De basisprincipes van de oefentherapie worden toegepast in de hoofdstukken waarin de oefenprogramma's beschreven staan.

1.1 Opbouw van het boek – 2

1.2 Open- en geslotenketenoefeningen – 2
1.2.1 Openketenoefeningen van de onderste extremiteit – 2
1.2.2 Geslotenketenoefeningen van de onderste extremiteit – 4

1.3 Apparatuur versus losse gewichten – 4

1.4 Squat – 5
1.4.1 Variaties – 5

1.5 Bilaterale versus unilaterale oefeningen – 7

1.6 Ketentraining – 7

1.7 Spierkracht opbouwen – 7

1.8 Verzwaringsprincipes van kracht- en stabiliteitstraining – 8

Literatuur – 8

© Bohn Stafleu van Loghum is een imprint van Springer Media B.V., onderdeel van Springer Nature 2018
P. Joldersma en K. van Nugteren (Red.), *Oefenprogramma's voor de knie*, Orthopedische Casuïstiek,
https://doi.org/10.1007/978-90-368-2192-6_1

1.1 Opbouw van het boek

Het kniegewricht wordt gevormd door drie botdelen: femur, tibia en patella. Zij bewegen ten opzichte van elkaar in twee gewrichten: het tibiofemorale en patellofemorale gewricht. In beide gewrichten kunnen traumatische letsels en degeneratieve aandoeningen ontstaan. De behandeling bestaat bijna altijd uit een actief toegepast oefenprogramma. 'Oefenprogramma's voor de knie' bestaat uit twee delen: deel 1 behandelt het tibiofemorale gewricht en deel 2 het patellofemorale gewricht.

Deel 1: dit eerste deel toont oefenprogramma's die gegeven kunnen worden bij de behandeling van veelvoorkomende aandoeningen van het tibiofemorale kniegewricht.

Aangezien patiënten verschillend reageren op oefenprikkels, is het niet mogelijk standaardoefenprogramma's te beschrijven die voor alle patiënten geschikt zijn. De behandelaar wordt dan ook geadviseerd om die oefeningen uit de programma's te kiezen die passen bij de ernst van de aandoening en de leeftijd en de belastbaarheid van de patiënt.

In de verschillende oefenprogramma's worden voor een deel dezelfde oefeningen beschreven. Bij veel aandoeningen is het immers nodig dat uiteindelijk de mobiliteit, spierkracht en stabiliteit weer worden genormaliseerd. Een aantal oefeningen wordt voor de overzichtelijkheid in meer hoofdstukken weergegeven.

Van iedere aandoening wordt het volgende beschreven:
- Een kenmerkende casus zoals men die in de dagelijkse praktijk kan verwachten.
- De bevindingen van het onderzoek en de toegevoegde tests.
- Actuele informatie over de aandoening.
- Algemene informatie over de behandeling.
- Een oefenprogramma met voorbeelden van oefeningen; het oefenprogramma staat in een apart hoofdstuk.

In de bijlagen achterin het boek worden het functieonderzoek en klinische tests voor de knie beschreven.

1.2 Open- en geslotenketenoefeningen

In de oefenprogramma's wordt onderscheid gemaakt tussen open- en geslotenketenoefeningen.

In de knierevalidatie wordt in veel gevallen met een combinatie van open- en geslotenketenoefeningen gewerkt. Waar bij een openketenoefening de voet of hand kan bewegen in de vrije ruimte, het lidmaat wordt dus niet gefixeerd, is er bij een geslotenketenoefening juist wel sprake van een vast fixatiepunt. Voorbeelden van een openketenoefening van de onderste extremiteit zijn de leg extension en de active straight leg raise (ASLR) (◘fig. 1.1). Klassieke voorbeelden van geslotenketenoefeningen zijn de squat (◘fig. 1.2), lunges, deadlift (◘fig. 1.2), leg press, opstapoefeningen en de crosstrainer. Afhankelijk van de fase van revalidatie en de soort knieblessure kan in het ene geval beter het accent op openketenoefeningen en in het andere geval op geslotenketenoefeningen worden gelegd.

In het algemeen heeft de geslotenketenoefening – bijvoorbeeld de squat – de voorkeur wanneer de patiënt deze (vrijwel) zonder pijn kan uitvoeren. De squat is een functionele oefening die niet alleen de quadriceps versterkt maar ook het gewrichtskraakbeen op een fysiologische manier belast.

Echter: bij een diepe kniebuiging vervormen de beide menisci onder hoge belasting. In bepaalde gevallen is dit niet gewenst, bijvoorbeeld vanwege een meniscusletsel waarbij sprake is van een hydrops en manklopen. Men kan in dat geval dus beter beginnen met openketenoefeningen.

1.2.1 Openketenoefeningen van de onderste extremiteit

Kenmerken:
- Niet of nauwelijks functioneel.
- De intramusculaire coördinatie verbetert.
- Eén spiergroep en één gewricht doen mee met de beweging.
- Het betreft een weinig fysiologische beweging voor het kniegewricht.

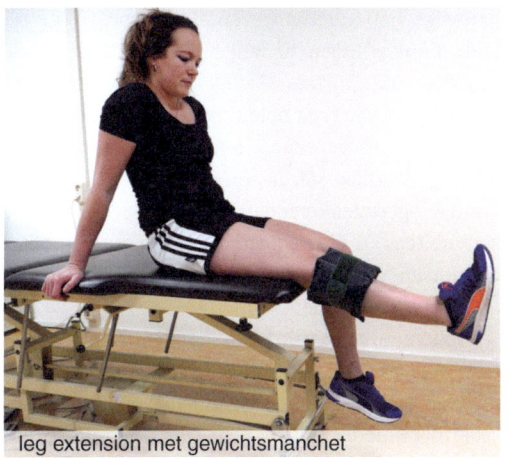
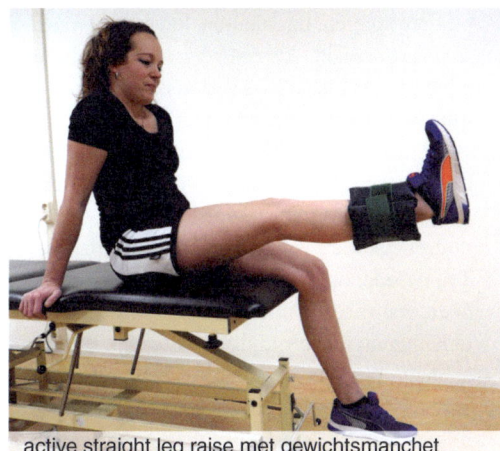

Figuur 1.1 Openketenoefeningen

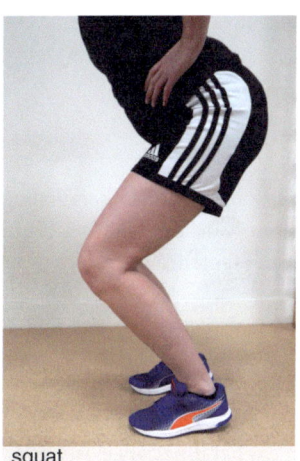
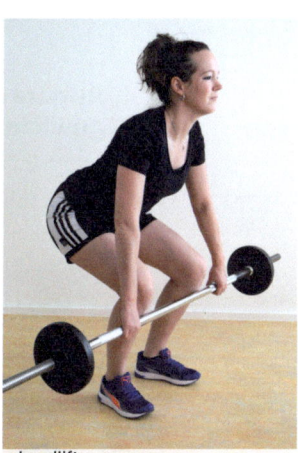

Figuur 1.2 Geslotenketenoefeningen

- Veel translatiekracht en weinig gewrichtscompressie in het tibiofemorale gewricht.
- Coördinatief gemakkelijk uit te voeren.
- Bij de leg extension:
  - In het patellofemorale gewricht is sprake van zeer hoge patellofemorale compressie tussen 25° en 45° knieflexie wanneer een externe weerstand wordt toegepast.
  - Alleen de m. quadriceps wordt getraind.
  - De contractiekracht van de m. quadriceps is het grootst wanneer het been is gestrekt.

In het algemeen zijn openketenoefeningen vooral belangrijk in het *begin* van de revalidatie. Daar zijn twee belangrijke redenen voor:
- Ten eerste: omdat hiermee een verzwakte spiergroep geïsoleerd getraind kan worden. Daardoor kan een achterstand in een spiergroep (zwakke schakel in de kinetische keten) weggewerkt worden, zodat deze spiergroep uiteindelijk tijdens functionele geslotenketenoefeningen weer voldoende kan meewerken en geen overbelasting van andere structuren

(andere spieren, ligamenten, kapsels, gewrichten) veroorzaakt. Als een verzwakte quadriceps bijvoorbeeld alleen met geslotenketenoefeningen getraind wordt, bestaat de kans dat er lange tijd compensatie door andere spieren of ligamenten optreedt, die vervolgens overbelast raken [1]. Met andere woorden: boven- of onderliggende structuren worden overbelast.
- Ten tweede: omdat steunen op het aangedane been, wat meestal nodig is bij geslotenketenoefeningen, niet altijd direct mogelijk is in de acute fase (de eerste dagen) na een knieblessure of -operatie. Ook in geval van een bijkomend meniscusletsel zijn squats te belastend. In deze gevallen kan bijvoorbeeld met een leg extension of active straight leg raise (◘fig. 1.1) toch de quadriceps getraind worden, zonder dat daarbij grote compressiekrachten op het tibiofemorale gewricht ontstaan.

1.2.2 Geslotenketenoefeningen van de onderste extremiteit

Kenmerken:
- Functionele oefenvorm.
- De intermusculaire (spiercontractie tussen diverse spieren) coördinatie verbetert.
- Meer spiergroepen en meer gewrichten worden belast.
- Het betreft een fysiologische beweging voor het kniegewricht.
- Veel gewrichtscompressie en weinig translatiekracht in het tibiofemorale gewricht: het gewricht wordt gestabiliseerd.
- In het patellofemorale gewricht neemt de compressie toe naarmate de knie verder buigt.
- Behalve de m. quadriceps wordt ook de omringende been- en heupmusculatuur getraind.
- Coördinatief moeilijker dan de openketenoefening.
- De contractiekracht van de m. quadriceps is het grootst wanneer de benen zijn gebogen.

Vanwege het functionele karakter worden geslotenketenoefeningen al lange tijd gebruikt in de training van sporters [2]. De laatste jaren is het gebruik van dit type oefeningen ook in de revalidatiesetting toegenomen, omdat het belang ervan in veel studies steeds meer wordt benadrukt. Omdat geslotenketenoefeningen de dagelijkse activiteiten en sportspecifieke bewegingen beter nabootsen, zijn deze oefeningen functioneler dan openketenoefeningen.

Iedereen maakt in het dagelijks leven wel een paar keer per dag een squatbeweging, zoals bij het opstaan uit een stoel, van een bank of uit de auto. Ook maakt iedereen wel eens een step-up of stepdown beweging, bijvoorbeeld bij het traplopen of bij het op of van de fiets stappen. Daarnaast zijn onze voeten tijdens het bewegen in het dagelijks leven vrijwel altijd gefixeerd op een ondergrond.

1.3 Apparatuur versus losse gewichten

Waar in de revalidatie door veel fysiotherapeuten nog met fitnessapparatuur wordt getraind, is dit in de sportrevalidatie en in (sport)trainingen nauwelijks het geval.

Voordeel van trainen met losse gewichten zoals dumbells, halters en kettlebells is dat meer spiergroepen tegelijkertijd getraind worden, dat de neuromusculaire coördinatie en daarmee ook de stabiliteit verbetert en dat het functioneel is.

Voordeel van fitnessapparatuur is dat verzwakte spieren geïsoleerd versterkt kunnen worden, zodat andere spiergroepen de beweging niet compensatoir kunnen overnemen. Apparaten (◘fig. 1.3) zoals een leg extension machine voor de quadriceps en een leg curl machine voor de hamstrings kunnen dan ook ingezet worden als deze spiergroepen achterblijven qua spierkracht en met geslotenketenoefeningen niet voldoende versterkt kunnen worden.

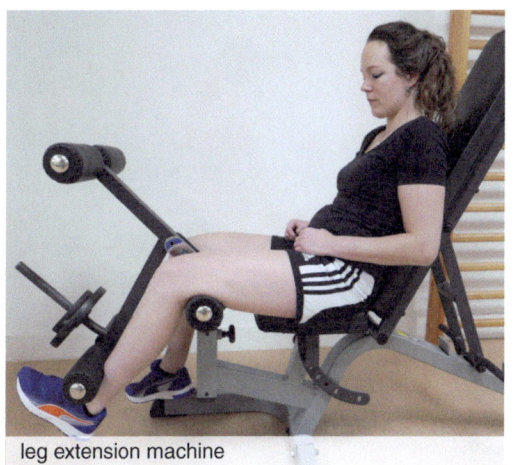
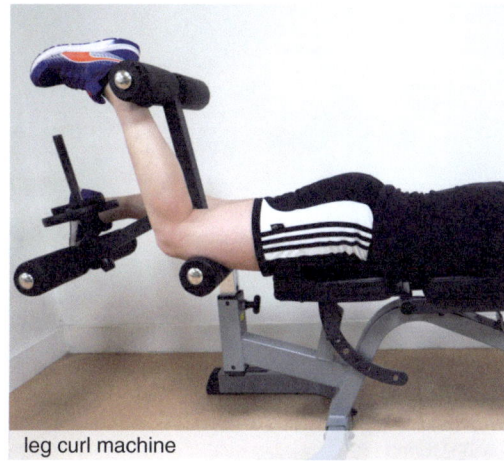

Figuur 1.3 Fitnessapparatuur

1.4 Squat

De squat is een belangrijke basisoefening die veelvuldig gebruikt wordt in de knierevalidatie. Het is belangrijk dat de squat technisch correct wordt uitgevoerd.

De uitvoering van de squat wordt beschreven in de diverse oefenprogramma's. Om de squathouding goed aan te leren kan men gebruikmaken van een stoel. Men vraagt de patiënt om iets voor de stoel te gaan staan en vervolgens langzaam te gaan zitten en weer op te staan zonder de handen te gebruiken. Zodra de patiënt voldoende kracht in de quadriceps heeft om gecontroleerd te gaan zitten en zonder armsteun op te staan, wordt de oefening veranderd in het net niet gaan zitten op de stoel en vervolgens weer in een goed uitgestrekte houding te gaan staan. Ter verzwaring van de oefening kunnen dumbells of een halter worden gebruikt. Zodra de patiënt de squat goed uitvoert, wordt de stoel weggehaald. In sommige gevallen maakt de patiënt dan ineens een heel andere beweging, waarbij de knieën extreem ver naar voren worden gebracht zonder het bekken naar achteren te brengen. Lukt het de patiënt niet om dit te corrigeren, dan wordt de squat weer met behulp van de stoel geoefend (fig. 1.4).

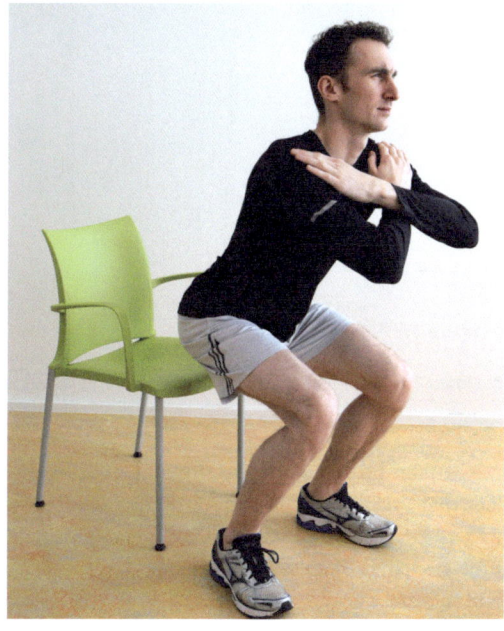

Figuur 1.4 Squat voor een stoel

1.4.1 Variaties

Door te variëren in de uitvoering van de squat kan het accent op verschillende spiergroepen gelegd worden, of kan een bepaald gewricht meer of minder belast worden.

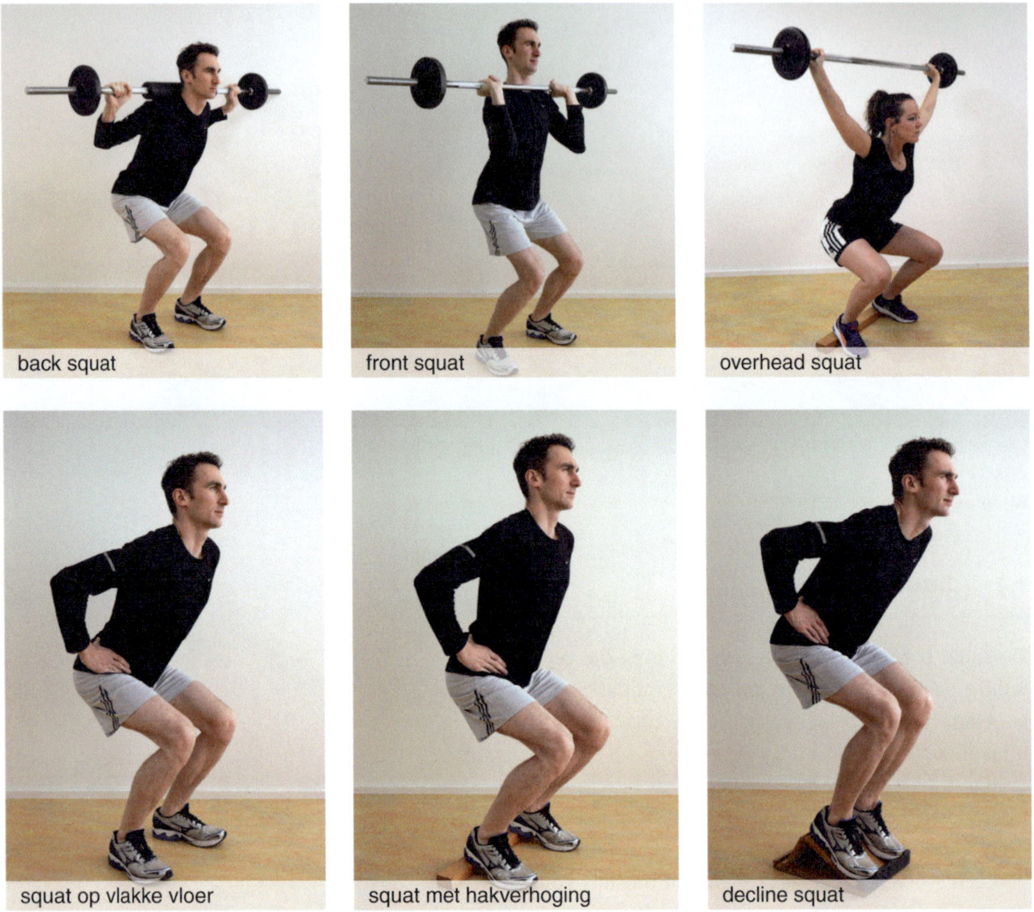

Figuur 1.5 De squat, op verschillende manieren uitgevoerd, met accent op de quadriceps

Zo kan bij de uitvoering van de squat de ene keer het accent meer liggen op de quadriceps, de andere keer meer op hamstrings, gluteaalmusculatuur en rug en weer een andere keer vooral op de adductoren. Tevens kunnen het patellofemorale gewricht en de voorste kruisband meer of minder belast worden.

Om de quadriceps zoveel mogelijk te rekruteren is het van belang de squat met een rechtopstaande romp uit te voeren. Hoe verticaler de romp, hoe meer de quadriceps en hoe minder de hamstrings worden ingeschakeld (fig. 1.5). Hiervoor kan de klassieke back squat worden gebruikt. Bij patiënten die al snel de romp vooroverbuigen bij het squatten, kan gekozen worden voor een front squat of een overhead squat. Tevens kan de squat worden uitgevoerd op een hakbalkje of een decline squat board, om zo de quadriceps meer te rekruteren. De patellapees wordt hierbij 40 % meer belast dan bij het squatten op een vlakke ondergrond.

Door de romp niet rechtop maar in een voorovergebogen positie te houden (fig. 1.6) worden de hamstrings meer en quadriceps minder gerekruteerd. Dit kan bijvoorbeeld handig zijn bij een voorste kruisbandruptuur om deze minder te belasten of bij patellofemorale pijnklachten als het rechtop buigen te pijnlijk is voor de knie. De oefening kan verzwaard worden met een halter in de nek of dumbells in de handen. Als de handen

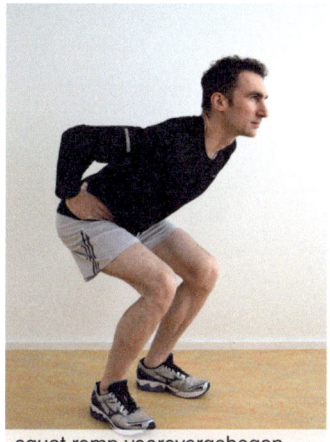 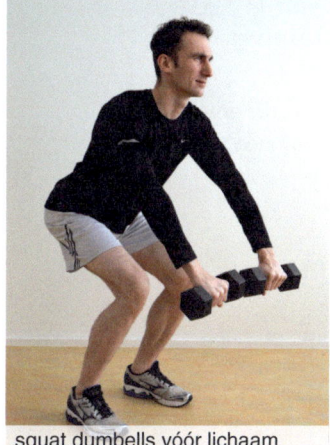 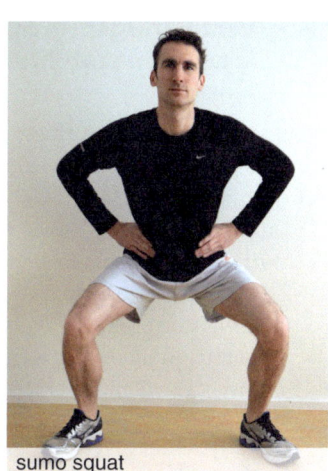

squat romp voorovergebogen — squat dumbells vóór lichaam — sumo squat

Figuur 1.6 De squat, op verschillende manieren uitgevoerd, met accent op de hamstrings of adductoren

daarbij voor in plaats van naast het lichaam worden gehouden, wordt er nog meer kracht gevraagd van de hamstrings.

Door de benen wijd uit elkaar te plaatsen, bij de zogenaamde sumo squat, kan het accent meer op de adductoren worden gelegd.

1.5 Bilaterale versus unilaterale oefeningen

In de revalidatie wordt gewerkt met zowel bilaterale (tweebenige) als unilaterale (eenbenige) oefeningen. De opbouw gaat altijd van bilaterale naar unilaterale oefeningen, omdat deze laatste veel zwaarder zijn voor het kniegewricht. Unilaterale oefeningen zijn mooie oefeningen om spierzwakte en stabiliteitsproblemen van het aangedane been vast te stellen. Waar een patiënt bij een tweebenige squat of leg press geen problemen lijkt te hebben, komt krachtsverlies of een verminderde stabiliteit van het aangedane been wel tot uiting bij een eenbenige squat of leg press. Bij unilaterale oefeningen worden gelijktijdig meer spiergroepen van de onderste keten, het bekken en de romp getraind. De intermusculaire coördinatie (samenwerking tussen verschillende spieren) verbetert hierdoor.

1.6 Ketentraining

In de knierevalidatie wordt steeds meer gebruikgemaakt van ketentraining. Een keten is een reeks van gewrichten en spiergroepen die samenwerken om een gewenste motorische taak goed uit te voeren. In geslotenketenoefeningen wordt de beweegketen geactiveerd omdat meer spieren hierbij moeten samenwerken (intermusculaire coördinatie).

1.7 Spierkracht opbouwen

De spierkrachtoefeningen worden begonnen met een lage intensiteit en veel herhalingen, bijvoorbeeld 3 setjes van 20–25 herhalingen op 50 % van de 1RM, en worden in de loop van de revalidatie opgebouwd naar een steeds hogere intensiteit met minder herhalingen, bijvoorbeeld 3 setjes van 5–12 herhalingen op 80–95 % van de 1RM. Waar men uiteindelijk mee eindigt is afhankelijk van het uiteindelijke activiteiten- of sportniveau van de patiënt.

1.8 Verzwaringsprincipes van kracht- en stabiliteitstraining

We geven hier de verzwaringsprincipes die zowel voor kracht- als stabiliteitsoefeningen kunnen worden gebruikt:

- Langzaam → Snel
- Verwacht → Onverwacht
- Zonder balansverstoringen → Met balansverstoringen
- Stabiel steunvlak → Instabiele ondergrond/ steunvlak (vestibulair lastiger)
- Ogen open → Ogen dicht (zonnebril) (visueel lastiger)
- Tweebenig → Eenbenig
- Een enkele taak → Dubbeltaken of meervoudige taken
- Eenvoudig → Complex
- Eendimensionaal → Meerdimensionaal
- Met spiegel → Zonder spiegel

Literatuur

1. Witvrouw E, Lorent M. Oefentherapie bij knieaandoeningen. Antwerpen: Standaard uitgeverij; 2008. pag. 90.
2. Cohen ZA, Roglic H, Grelsamer RP, Henry JH, Levine WN, Mow VC, Ateshian GA. Patellofemoral stresses during open and closed kinetic chain exercises. An analysis using computer simulation. Am J Sports Med. 2001;29(4):480–7.

Voorstekruisbandletsel

Patty Joldersma en Koos van Nugteren

Samenvatting

Een 18-jarige vrouw scheurt de voorste kruisband tijdens het skiën. ▶Hoofdstuk 2 begint met het verhaal van deze patiënte en hoe zij drie weken na het ongeval hiervoor door de fysiotherapeut onderzocht wordt. Vervolgens beschrijft het hoofdstuk de bevindingen bij het onderzoek, drie weken na het trauma. De symptomatologie is die van een 'klassieke' patiënt met een voorstekruisbandletsel. De bespreking na de patiëntencasus gaat dieper in op het voorstekruisbandletsel: de anatomie en functie van de kruisbanden worden beschreven evenals het ongevalmechanisme van het voorstekruisbandletsel. De zogeheten dynamische knievalgus blijkt hierbij een grote rol te spelen. Ten slotte wordt uitgebreid aandacht besteed aan de conservatieve en operatieve therapie.

2.1 Voorbeeldcasus – 11
2.1.1 Bevindingen bij onderzoek – 11

2.2 Bespreking – 11
2.2.1 De functie van de vkb tijdens activiteiten en oefeningen – 12
2.2.2 Ongevalsmechanisme – 14
2.2.3 Quadriceps en hamstrings – 14
2.2.4 De dynamische knievalgus – 15

2.3 Klinische vkb-tests – 16

2.4 Aanvullend onderzoek – 16

2.5 Therapie – 16
2.5.1 De operatie – 17
2.5.2 Overwegingen die een rol spelen bij de keuze BPTB of hamstrings – 18
2.5.3 Fysiotherapie/kinesitherapie – 18

© Bohn Stafleu van Loghum is een imprint van Springer Media B.V., onderdeel van Springer Nature 2018
P. Joldersma en K. van Nugteren (Red.), *Oefenprogramma's voor de knie*, Orthopedische Casuïstiek,
https://doi.org/10.1007/978-90-368-2192-6_2

2.6 Oefenprogramma – 20

2.7 Nadere informatie – 20

Literatuur – 20

2.1 Voorbeeldcasus

Tijdens het skiën ontwijkt een 18-jarige vrouw een skiër die vlak voor haar valt. Tijdens deze manoeuvre glijdt haar ski naar buiten terwijl haar knie naar binnen draait. Ze voelt een felle pijnscheut en hoort een knap.

De knie wordt binnen een kwartier dik. Omdat de patiënte niet meer op haar been kan staan, wordt ze met de traumahelikopter afgevoerd. Op de spoedeisende hulp in het plaatselijke ziekenhuis wordt een röntgenfoto gemaakt, waarop geen afwijkingen te zien zijn. Goed klinisch onderzoek is nauwelijks mogelijk vanwege de pijn en zwelling. Zij krijgt een spalk aangelegd om de knie gedwongen rust te geven. Na twee weken mag zij weer proberen de belasting op te bouwen, wat echter moeizaam gaat. Ze heeft een onzeker gevoel in de knie en de vrees dat ze er gemakkelijk weer doorheen kan zakken. Drie weken na het trauma bezoekt zij de fysiotherapeut.

2.1.1 Bevindingen bij onderzoek

- De patiënte loopt mankend met een verkorte steunfase op het rechterbeen.
- De knie is matig gezwollen en voelt enigszins warm aan.
- Er is sprake van een matige hydrops.
- Flexie is 30° pijnlijk beperkt, extensie is in lichte mate pijnlijk beperkt (10°).
- Lachmantest en Lellitest zijn positief.
- Thessalytest en Ege's test zijn positief.
- Er is sprake van joint line tenderness over de laterale en mediale gewrichtsspleet.
- Valgusstresstest met de knie in 30° flexie is positief (pijn en er is gapping mogelijk). Met de knie in extensie is de test negatief.
- Tests voor de posterolaterale hoek zijn negatief.

Voor de uitvoering van het basisfunctieonderzoek en de toegevoegde tests zie de bijlagen I tot en met IV achterin dit boek.

Bevindingen twee maanden na het trauma tonen nog een lichtpasteuze zwelling. Er is dan geen hydrops meer en de bewegingsbeperkingen zijn verdwenen. Het onzekere gevoel in de knie blijft echter bestaan en de kruisbandtests zijn nog steeds positief.

2.2 Bespreking

De voorste kruisband (vkb) bestaat uit twee bundels, benoemd naar de insertieplaats op de tibia [1]. De anteromediale bundel, die primair zorgt voor de voor-achterwaartse stabiliteit van de tibia ten opzichte van het femur, en de posterolaterale bundel, die de rotatoire stabiliteit van de knie verzorgt. Bij endorotatie draaien de voorste en achterste kruisband vanwege de kruisgewijze ligging in elkaar, waardoor de spanning op de banden verhoogd wordt; exorotatie vermindert de spanning.

Bij een partiële vkb-ruptuur kan de ene bundel kapot zijn terwijl de ander nog intact is. Zo kan bij een partiële vkb-ruptuur met geïsoleerd letsel van de posterolaterale bundel de patiënt klagen over instabiliteitsklachten hoewel er bij lichamelijk onderzoek geen of weinig afwijkingen worden gevonden bij de Lachmantest en voorsteschuifladetest.

Zelden is er sprake van een geïsoleerd letsel; meestal gaat een vkb-ruptuur gepaard met mediaal bandletsel, meniscusletsel (iets vaker lateraal dan mediaal) en/of kraakbeenletsel. Meniscusletsels ziet men in ongeveer de helft van de gevallen. Meniscusletsel, kraakbeenletsel of een meniscectomie leiden alle tot een verhoogd risico op artrose op lange termijn [3].

Insufficiëntie van de vkb leidt tot vroegtijdige artrose van zowel het tibiofemorale als het patellofemorale gewricht [2]. Hoewel patiënten vaak het advies krijgen om de vkb te laten reconstrueren omdat ze anders vervroegde artrose van de knie zouden krijgen, toont wetenschappelijk onderzoek aan dat een vkb-reconstructie de kans op artrose niet vermindert en dat het risico op artrose gelijk is voor operatief en conservatief behandelde vkb-letsels [3].

Schade aan het gewrichtskraakbeen of aan de meniscus verhoogt de kans op artrose aanzienlijk. Vooral de mediale meniscus is in staat om translatiebewegingen van de tibia naar voren te verminderen (fig. 2.1). Na een mediaal meniscusletsel of meniscectomie verdwijnt deze beschermende functie.

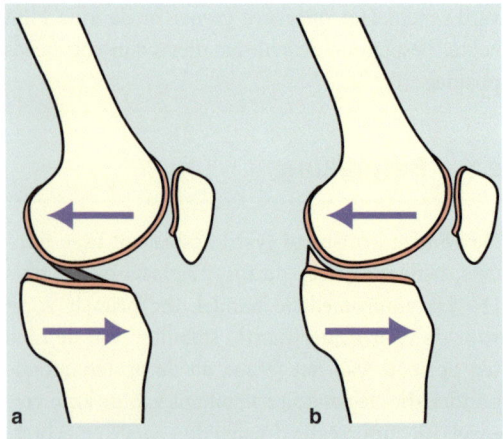

◘ **Figuur 2.1** De vkb en de mediale meniscus voorkomen beide een anterieure translatiebeweging van de tibia ten opzichte van het femur. **a** Intacte vkb. **b** Afwezige vkb. De achterhoorn van de mediale meniscus is ingetekend

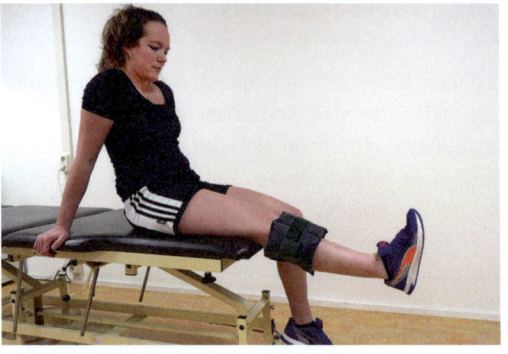

◘ **Figuur 2.2** Gewichtsmanchet om het proximale deel van het onderbeen

2.2.1 De functie van de vkb tijdens activiteiten en oefeningen

Een voorste kruisband voorkomt overmatige translatie van de tibia naar voren en beschermt daarmee de knie. Na een vkb-letsel is deze bescherming verdwenen. Tijdens de revalidatie wil men voorkomen dat ongewenst grote translatiebewegingen van de tibia naar voren plaatsvinden. Dit geldt zowel voor de conservatieve behandeling van een knie zonder vkb als voor de revalidatie na een vkb-plastiek. De geïmplanteerde graft mag men in het begin immers nog niet te veel belasten.

Het is van belang om te weten bij welke activiteiten en oefeningen translatie dreigt op te treden. Men heeft onderzocht wanneer een gezonde vkb het meest wordt belast in het dagelijks leven en tijdens oefeningen.

Wandelen op een vlakke ondergrond leidt tot een vrij hoge belasting van de vkb. De belasting is tijdens wandelen hoger dan tijdens gesloten- en de meeste openketenoefeningen. Zelfs traplopen en omhoogkomen vanuit geknielde positie belasten de vkb minder dan wandelen. Piekbelasting tijdens wandelen ontstaat bij een flexiehoek van 15° tot 20°. Tijdens fietsen wordt de vkb relatief weinig belast, ongeacht de zwaarte (mate van weerstand) en snelheid van trappen [4].

Openketenoefeningen kunnen wel worden toegepast, ook in het begin van de revalidatie, maar dan dient er rekening te worden gehouden met de flexiehoek van de knie waarin getraind wordt en de locatie op het onderbeen waar externe weerstand wordt gegeven (▶H. 3). Zo is gebleken dat een extern gewicht zoals een gewichtsmanchet op een knie in 30° flexie twee keer zoveel spanning op de vkb geeft wanneer de manchet net boven de enkel wordt geplaatst vergeleken met een meer proximale plaatsing (◘fig. 2.2) [4].

Isometrische contracties van quadriceps in een openketenoefening *tussen 0° en 30° flexie* veroorzaken een aanzienlijke stress op de vkb (◘fig. 2.3a), terwijl er geen spanning op de vkb staat tijdens dezelfde contracties in een kniehoek tussen de 60° en 90° flexie (◘fig. 2.3b).

Vanaf een flexiehoek van 60° naar 0° neemt de anterieure translatie van de tibia ten opzichte van het femur aanzienlijk toe met een piek rond de 15° flexie.

Met geslotenketenoefeningen, zoals een klassieke squat, (forward en side) lunge, split squat en leg press wordt de vkb weinig tot niet belast. Geslotenketenoefeningen beperken de anterieure schuifkrachten van de tibia vanwege de veel grotere compressiekrachten op het kniegewricht en doordat ze een cocontractie van quadriceps en hamstrings veroorzaken. Bij dit type oefeningen worden de hamstrings in hoge mate geactiveerd (afhankelijk van de uitvoering en flexiehoek), wat zorgt voor ontlasting of een verminderde belasting van de vkb [4].

2.2 · Bespreking

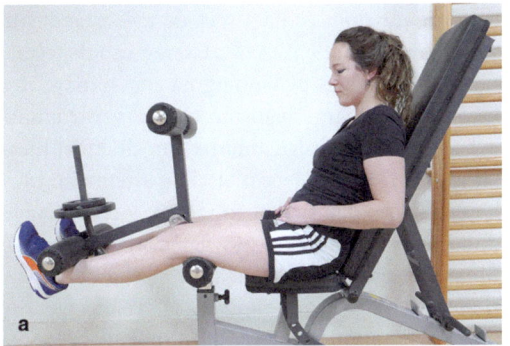 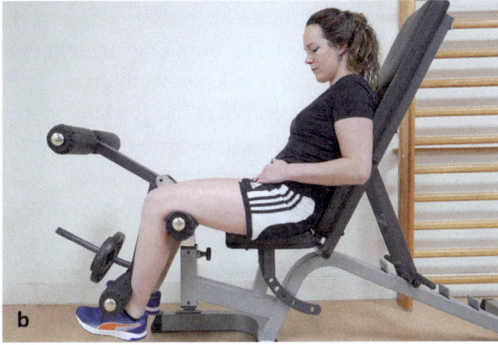

Figuur 2.3 Leg extension uitgevoerd door iemand met een intacte vkb. **a** Bij 20° flexie; er ontstaat aanzienlijke stress op de vkb. **b** Bij 80° flexie; er ontstaat geen stress op de vkb. In dit geval is de lastarm ook aanzienlijk kleiner

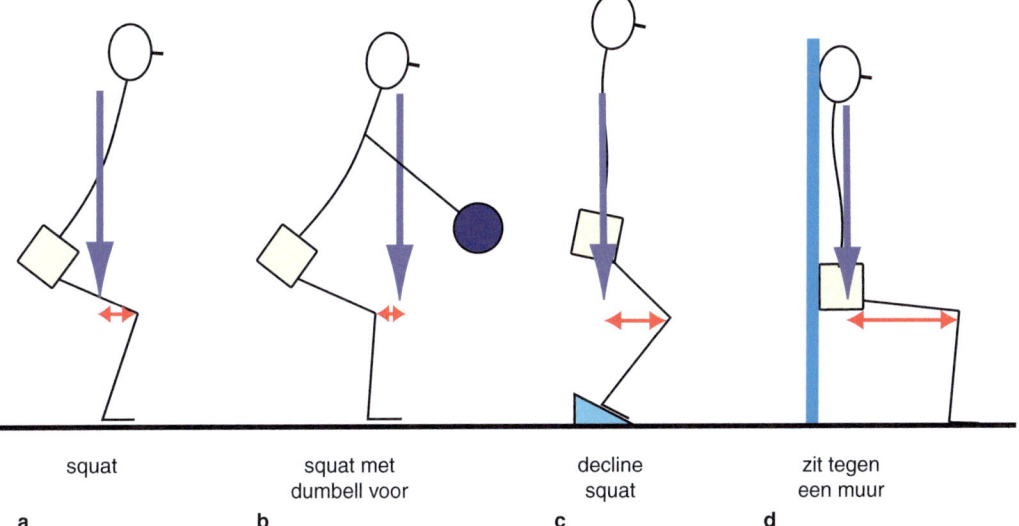

a — squat
b — squat met dumbell voor
c — decline squat
d — zit tegen een muur

Figuur 2.4 Verschillende uitvoeringen van de squat

Vergeleken met openketenoefeningen (leg extension) veroorzaken geslotenketenoefeningen als fietsen, stappen en trap op lopen zelfs een lagere spanning op de vkb. Een tweebenige sprong van een 60 cm hoog platform resulteert in een even grote belasting van de vkb als een – open keten – leg extension in zitpositie! [4].

Patiënten die na een vkb-reconstructie voornamelijk geslotenketenoefeningen uitvoeren in hun revalidatie, hebben minder kniepijn, ervaren een stabielere knie en zijn meer tevreden over het eindresultaat. Zij kunnen ook sneller hun sport weer hervatten [4]. Daarom ligt het accent bij de revalidatie op geslotenketenoefeningen [4].

De squat vormt een belangrijk onderdeel bij de krachttraining in gesloten keten. De manier waarop de squat wordt uitgevoerd, is van betekenis voor de mate waarin de hamstrings worden aangesproken. Meer hamstringactiviteit betekent minder belasting van de vkb. Door dumbells of een verhoging onder de hak te gebruiken kan men meer of minder accent leggen op spierversterking van hamstrings of quadriceps.

Figuur 2.4 toont verschillende manieren waarop een squat kan worden uitgevoerd:
a. De klassieke squat: het lichaamszwaartepunt (paarse pijl) bevindt zich iets achter het kniegewricht. De lastarm tot het kniegewricht

is vrij klein. De kniestrekkers hoeven niet veel kracht te genereren. De romp moet naar voren hellen om achterovervallen te voorkomen.
b. De patiënt houdt een vrij zwaar gewicht voorwaarts vast. Het lichaamszwaartepunt bevindt zich nu voor de knieën. Dat betekent dat vooral de hamstrings actief zijn om te voorkomen dat de patiënt voorovervalt.
c. De decline squat: de romp kan nu gemakkelijker rechtop blijven. Het lichaamszwaartepunt bevindt zich vrij ver achter de knie en de quadriceps moet beiderzijds veel kracht genereren om niet door de knieën te zakken.
d. Zit tegen de muur: het lichaamszwaartepunt bevindt zich ver achter de knieën. De quadriceps moet beiderzijds zeer veel kracht genereren om niet door de knie te zakken.

De vkb bestaat voor circa 2,5 % uit mechanoreceptoren, die de stand van de knie nauwkeurig registreren. De vkb heeft dus niet alleen een mechanische functie maar is ook van belang voor de neuromusculaire controle van de knie [5]. Een vkb-ruptuur zal dus leiden tot een veranderde propriocepsis en motorische controle.

2.2.2 Ongevalsmechanisme

Een vkb-ruptuur ontstaat in de meeste gevallen tijdens sportbeoefening. Hoewel het op iedere leeftijd kan voorkomen, treft het vooral jonge mensen tussen de 15 en 40 jaar [5]. Vrouwen hebben een twee tot acht keer grotere kans op een vkb-ruptuur dan mannen [5]. Risicosporten zijn: voetbal, skiën, basketbal, handbal, korfbal en rugby [5]. Dit zijn allemaal pivoterende sporten[1] waarbij de knie gemakkelijk verdraaid wordt. Opmerkelijk is dat 70 % van de vkb-letsels ontstaat zonder direct lichamelijk contact te hebben met een tegenstander (non-contact letsel) [5]. Vaak ontstaat het letsel tijdens een onverwachte manoeuvre van het lichaam, juist om contact met de tegenstander te vermijden (bij ontwijken of passeren van de tegenstander) of tijdens de landing na een sprong. Het klassieke traumamechanisme bij een vkb-ruptuur is een exorotatie-valgustrauma van de knie; hierbij wordt – veelal tijdens plotseling afremmen (dus bij een forse quadricepscontractie) – een abrupte draaibeweging in de knie gemaakt waarbij de tibia gefixeerd op de grond staat terwijl het femur naar binnen draait (◘ fig. 2.5). Hetzelfde mechanisme kan ook oorzaak zijn van patellaluxatie, kraakbeenletsel, meniscuslaesie of mediaal collateraalbandletsel. Het traumamechanisme ontstaat meestal tijdens abrupt afremmen na een sprint en altijd met de knie in lichte flexie (< 20°) of in extensie [6]. Bij 40 tot 88 % van de vkb-rupturen wordt een duidelijke knap in het gewricht (popsign) gevoeld en/of gehoord [7].

2.2.3 Quadriceps en hamstrings

In een (bijna) gestrekte knie zorgt contractie van de quadriceps voor een enorme spanning op de vkb. Dit gebeurt met name als de quadriceps zeer krachtig (excentrisch) moet aanspannen bijvoorbeeld tijdens een plotseling afremmende beweging (deceleratie), waarbij het lichaamsgewicht naar achteren op de hiel wordt geplaatst en het standbeen zich *voor* het bovenlichaam bevindt [6]. Doordat de heup gestrekt is bij het achteroverleunen van het bovenlichaam worden de hamstrings in een relatief korte positie gebracht waardoor actieve insufficiëntie optreedt.

De quadricepscontractie veroorzaakt een anterieure verschuiving van de tibia ten opzichte van het femur. Een cocontractie van de hamstrings tijdens een quadricepscontractie is dus nodig om de vkb te beschermen. Daarom is het van belang om tijdens de oefentherapeutische behandeling van een voorstekruisbandletsel aandacht te besteden aan de kracht en functie van de hamstrings.

---

1 Pivoterende sporten: sporten met veel draai- en kapbewegingen.

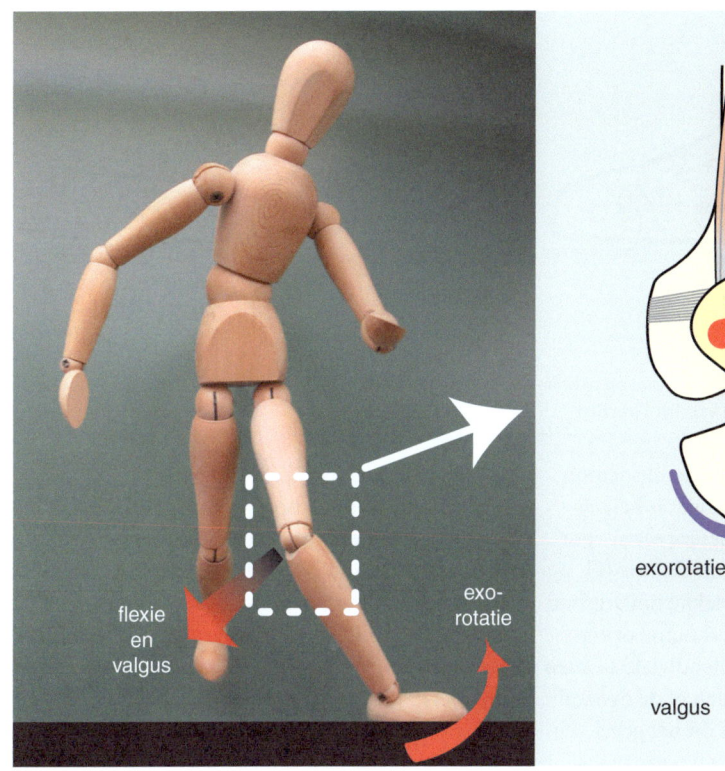
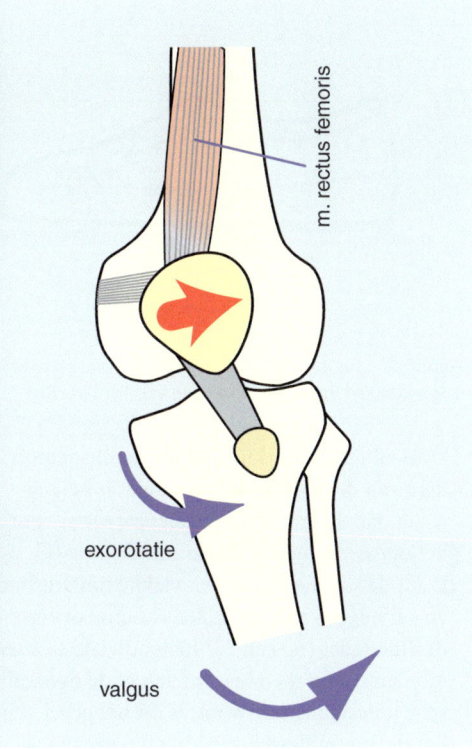

Figuur 2.5 Ontstaansmechanisme van een vkb-ruptuur of patellaluxatie: een exorotatie-valgustrauma

2.2.4 De dynamische knievalgus

Bij een exorotatie-valgustrauma bevindt de knie zich in een lichte flexie, exorotatie en valgusstand. De heup is vrijwel gestrekt en beweegt tijdens het trauma naar adductie en endorotatie. Men noemt deze positie ook wel een dynamische knievalgus [8, 9]. Een dynamische knievalgus wordt veel gezien bij vrouwelijke tieners tussen 12 en 18 jaar [9]. Men kan als volgt controleren of een patiënt dit fenomeen vertoont: vraag de patiënt een eenbenige squat, een uitvalspas, een langzame 'afstap', of een landing na een sprong uit te voeren en let daarbij goed op de stand van het been dat belast wordt (fig. 2.6).

Oorzaken van een dynamische knievalgus zijn:
- Verzwakte heupmusculatuur; door spierzwakte van de mm. glutei medius en maximus ontstaat een vergrote adductie en endorotatie in de heup met als gevolg een valgus-exorotatie van de knie tijdens belasting.

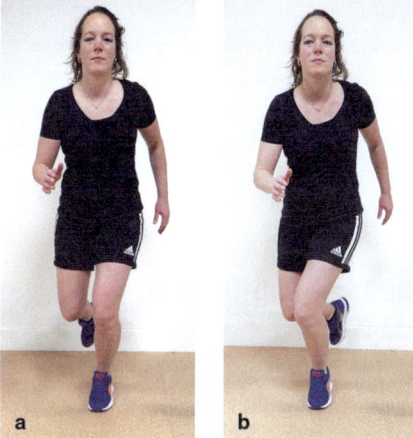

Figuur 2.6 Een eenbenige squat ter beoordeling van een dynamische valgusstand. **a** Geen dynamische knievalgus. **b** Dynamische knievalgus: adductie en endorotatie heup, exorotatie en valgus knie

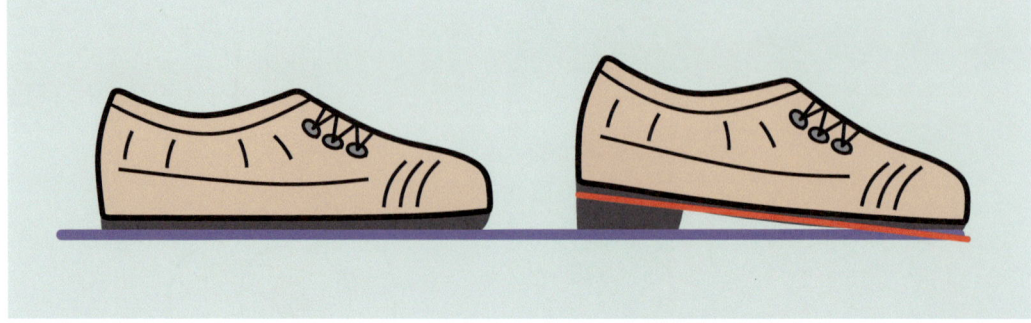

Figuur 2.7 Als de dorsaalflexiebeperking niet op te heffen is, kan men overwegen een schoen te kiezen waarvan de zool aan de achterkant hoger is dan aan de voorkant (rechts)

– Dorsaalflexiebeperking: de dorsaalflexiemobiliteit van de enkel tijdens de squat is belangrijker dan de kracht van de heupspieren voor het optreden van valgisatie van de knie [9]. Door de squat eerst op een vlakke ondergrond en vervolgens met een hakverhoging of een decline squat (op een 25° hellend vlak) te laten uitvoeren, kan men beoordelen of de dynamische knievalgus verdwijnt. Is dit het geval, dan ligt de dorsaalflexiebeperking ten grondslag aan valgisering van de knie tijdens de squat.

Behandelopties voor een dynamische knievalgus zijn:
– Versterking van de mm. glutei als deze verzwakt zijn.
– Mobilisatie van de dorsaalflexie van de enkel bij een dorsaalflexiebeperking.
– Een harde hakverhoging in de (sport)schoen als de dorsaalflexiebeperking niet op te heffen is of een schoen kiezen waarvan de zool aan de achterkant hoger is dan aan de voorkant (fig. 2.7).

2.3 Klinische vkb-tests

Een vkb-letsel kan klinisch worden gediagnosticeerd met de Lachmantest, Lellitest (lever sign), voorsteschuifladetest en de pivotshifttest. De Lachmantest en de Lellitest zijn het meest betrouwbaar. De vkb-test en de pivotshifttest worden alleen bij twijfel uitgevoerd.

De recent ontwikkelde Lellitest is, vergeleken met de andere tests, ook goed te gebruiken in het acute stadium en voor partiële rupturen [10, 11]. Dit betekent dat een vkb-laesie met deze test al in een vroeg stadium opgespoord kan worden.

De praktische uitvoering van de klinische kruisbandtests is de vinden in bijlage III achter in dit boek.

2.4 Aanvullend onderzoek

Een volledige vkb-ruptuur is meestal goed zichtbaar op een MRI-scan. Een partiële vkb-ruptuur is veel lastiger met MRI te diagnosticeren. De gouden standaard voor het diagnosticeren van een kruisbandletsel is de artroscopie. Wanneer het verhaal van de patiënt wijst op een vkb-letsel en bij klinisch onderzoek de Lachman- en/of Lellitest positief is, past men gewoonlijk een kijkoperatie toe.

2.5 Therapie

Wanneer de patiënt een passief leven leidt, relatief oud is en geen plannen heeft om intensief te gaan sporten, wordt meestal *niet* geopereerd. Van belang is ook of de patiënt een subjectief gevoel van instabiliteit ervaart in het dagelijks leven.

2.5 · Therapie

Als de patiënt een actief leven leidt, jong is, veel sport, wil blijven sporten en bovendien een subjectief gevoel van instabiliteit ervaart, wordt bijna altijd geopereerd. Ook als een niet zo sportief iemand in het dagelijks leven een gevoel van instabiliteit ervaart en conservatief beleid gefaald heeft, kan men overwegen te opereren. Belangrijk is wel dat de patiënt bereid is na de operatie een langdurig revalidatieprogramma te volgen. Men moet zich realiseren dat, ook na een operatie, de patiënt meestal niet meer het sportniveau haalt van voor het trauma [12]. Verder bestaat er na een operatie altijd risico op complicaties. Het is van groot belang de patiënt te wijzen op de voor- en nadelen van een operatie.

Opereren binnen twee maanden na het trauma is niet verstandig. Er is dan een grotere kans op artrofibrose ofwel littekenvorming, waardoor het gewricht verstijft. Bovendien is in het acute stadium nog niet duidelijk of de symptomen van instabiliteit, zoals doorzakgevoelens, blijven bestaan. Een operatie wordt namelijk alleen uitgevoerd om doorzakgevoelens te elimineren. De kans op artrose op latere leeftijd blijft na een operatie hetzelfde als bij conservatief beleid, gemiddeld circa 50 % [3].

In de meeste gevallen kan men beter eerst conservatief behandelen en pas als dit onvoldoende helpt alsnog opereren. Wel is het verstandig om – als men toch besluit om te opereren – dit binnen een jaar na het trauma te doen om de menisci en het gewrichtskraakbeen te beschermen tegen nieuwe letsels.

> **Pivoterende sporten**
>
> Pivoterende sporten, voetbal, hockey, rugby en dergelijke, zijn riskant voor een knie met een disfunctionerende vkb (of een knie zonder vkb) aangezien er vergroot risico bestaat op nieuw meniscus- en kraakbeenletsel. Ook kan een geïmplanteerde vkb tijdens sporten opnieuw scheuren. Al deze bijkomende letsels kunnen ertoe leiden dat eerder artrose ontstaat. Hoe intensiever de sportactiviteit, des te groter is de kans op artrose [3].

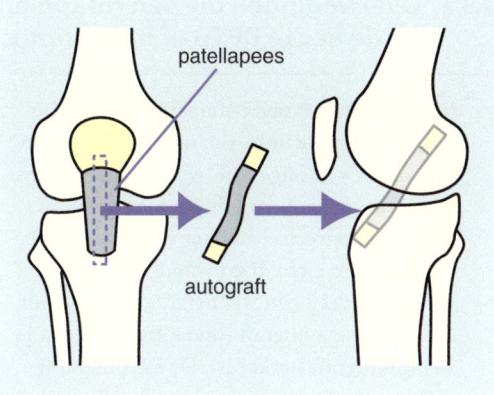

Figuur 2.8 Principe van de vkb-plastiek met een BPTB-autograft

2.5.1 De operatie

De operatie bestaat uit een vkb-plastiek.[2] Hierbij wordt een 'nieuwe voorste kruisband' operatief in de knie aangebracht. Het weefsel dat hiervoor gebruikt wordt, kan bestaan uit:
- een deel van de kniepees, al of niet met een stukje bot aan de uiteinden: een BPTB-autograft = bone patellar tendon bone autograft (fig. 2.8);
- een deel van de pees van de m. semitendinosus en de m. gracilis (autograft);
- een allograft; deze kan bestaan uit een patellapees al of niet met bot, of een achillespees;
- een kunststof pees (wordt niet meer toegepast omdat deze bijna altijd verloren gaat).

De eerste twee mogelijkheden worden het meest toegepast. In het geval van een BPTB-autograft wordt een stukje bot van de apex patellae en van de tibia 'geoogst'; met deze uiteinden kan men de pees beter fixeren in de bottunnels van femur en tibia.

---

2 Plastiek = operatief herstel van een orgaan of lichaamsdeel. Grieks: plastike = vormkunst.

2.5.2 Overwegingen die een rol spelen bij de keuze BPTB of hamstrings

- Met een BPTB is een betere fixatie te realiseren, vooral in de tibia. Bot op bot groeit namelijk sneller – in ongeveer twee maanden – vast. In geval van een hamstring- of gracilisgraft moet er peesweefsel aan bot vastgroeien. Dit duurt langer: circa drie maanden [13, 14].
- Een BPTB geeft een wat betere *stabiliteit* dan de hamstringautograft (ondanks dat de hamstringautograft sterker is). De Lachmantest wordt met een BPTP beter genormaliseerd dan bij de hamstringgraft.
- Bij de BPTB ontstaat een zwakke 'oogstplaats' (patellapees en inserties). Veel patiënten met een vkb-ruptuur krijgen na de operatie anterieure kniepijn. Deze patiënten ruilen instabiliteit om voor kniepijn, wat zij niet altijd als een verbetering ervaren. Anterieure kniepijn wordt vaak geprovoceerd bij kruipen en op de knieën zitten. Mensen die vaak op de knieën zitten, kan men dan ook beter met een hamstringgraft opereren.
- Wanneer een hamstringgraft wordt gebruikt (m. semitendinosus), ontstaat een verlies aan flexie- en endorotatiekracht. Dit verlies is circa 15 % en kan als probleem ervaren worden tijdens sprinten. Verder ontstaat de eerste maanden na de operatie een verzwakking van de heupextensie, maar deze blijkt na twaalf maanden niet meer aantoonbaar [15]. Sprinters zijn vaak meer gebaat met een kniepeesgraft.
- De hamstringgraft is sterker dan een graft van de patellapees. Een hamstringgraft is zelfs sterker dan een eigen (gezonde) vkb.

2.5.3 Fysiotherapie/kinesitherapie

Zowel conservatieve behandeling als de revalidatie na een operatie bestaat voornamelijk uit oefentherapie gericht op stabilisatie- en coördinatietraining van knie en gehele onderste extremiteit en spierversterking van de quadriceps, hamstrings, gastrocnemius en eventueel heupmusculatuur en rompspieren. Uiteraard dient dit gevolgd te worden door sportspecifieke training, indien van toepassing. Vanwege de beschermende functie van de hamstrings bij het naar anterieur transleren van de tibia, is het versterken van de hamstrings en het verbeteren van de cocontractie van de hamstrings essentieel bij de revalidatie.

Zodra het mogelijk is om de knie 100 à 110° te buigen, kan fietsen op de hometrainer opgenomen worden in het revalidatieprogramma. De talrijke omwentelingen die de knie maakt tijdens deze cyclische beweging stimuleert de circulatie en dat komt ten goede aan de zwellingsvermindering, pijnreductie en mobiliteitsverbetering in de eerste fase van de revalidatie. In een later stadium kan de hometrainer gebruikt worden om spierkracht en conditie op te bouwen. Pas later volgen wandelen en joggen, aangezien deze activiteiten de knie nog zwaarder belasten.

De patiënt mag pas wandelen zonder krukken als het looppatroon zonder krukken in orde is. Lopen kan in eerste instantie met krukken worden geoefend. Men oefent op verschillende ondergronden, met verschillende snelheden en op verschillende manieren, zoals zijwaarts, achterwaarts, op de tenen enzovoort.

De behandeling bestaat onder meer uit:
- Hydrops bestrijden.
- De mobiliteit herstellen.
- Spierversterking van hamstrings en quadriceps, evenals cocontractie tussen deze spiergroepen mogelijk maken. Men begint vanaf de tweede week gewoonlijk met minisquats en -lunges, waarbij het niet-aangedane been een deel van het lichaamsgewicht draagt en de romp naar voren helt om vooral de hamstrings te rekruteren. Diepe squats belasten de eventueel aangedane menisci en het gewrichtskraakbeen in het begin te veel. In geval van gezonde menisci en kraakbeen kunnen ze geen kwaad.
- Openketenoefeningen: bij een BPTP-graft kunnen na een maand openketenoefeningen in een beperkte range of motion (ROM) worden toegepast. Bij een hamstringgraft kan alleen zonder risico worden geoefend tussen 45° en 90° flexie en zonder extra weerstand. Pas na drie maanden kan extra weerstand worden gegeven [16]. Te vroeg openketenoefeningen uitvoeren geeft risico op elongatie van de graft [17].
- Spierversterking van kuitspieren, heupspieren en rompmusculatuur.

- Het corrigeren van een eventueel aanwezige dynamische knievalgus tijdens wandelen of bij het landen na een sprong. Soms is hierbij mobilisering van de dorsaalflexie van de voet nodig.
- Verbetering van propriocepsis/neuromusculaire coördinatie.
- Coördinatietraining.
- Plyometrische oefeningen (sprongtraining).[3]
- Sportspecifieke training. Plotselinge manoeuvres en vooral snel afremmen na een sprint vragen enorm veel van de vkb; deze bewegingen mogen pas op het eind van de revalidatie worden toegepast.

Tijdens de gehele revalidatie wil men schuifkrachten voorkomen. Schuifkrachten irriteren de knie en er bestaat in geval van een partiële ruptuur gevaar van een totale ruptuur. Er zijn enkele principes waarmee men in de revalidatie van een vkb-letsel rekening kan houden om schuifkrachten te voorkomen of te verminderen.

De mate waarin schuifkrachten kunnen optreden tijdens oefeningen is afhankelijk van diverse factoren:
- De soort spiergroep die getraind wordt. De nadruk ligt in eerste instantie op versterking van de hamstrings en niet op de quadriceps.
- De soort oefening die gebruikt wordt, open- of geslotenketenoefeningen. De nadruk ligt op geslotenketenoefeningen. Deze kunnen in het begin van de revalidatie al in het gehele bewegingstraject worden uitgevoerd zodra pijn, zwelling en mobiliteit dit toelaten en de meniscus intact is.
- Mate van knieflexie tijdens de oefeningen. Bij openketenoefeningen wordt in het begin alleen getraind tussen 60° en 90° flexie.
- De techniek van de oefeningen. Vooral de technische uitvoering van de squat en de lunges verdient extra aandacht. Naarmate het lichaamszwaartepunt zich verder naar voren bevindt ten opzichte van de knie, worden de hamstrings meer gerekruteerd en zullen schuifkrachten van de tibia naar voren verminderen of zelfs verdwijnen (fig. 2.5). De patiënt kan eventueel tijdens de oefening met de hand voelen of de hamstrings voldoende aanspannen (fig. 2.9).

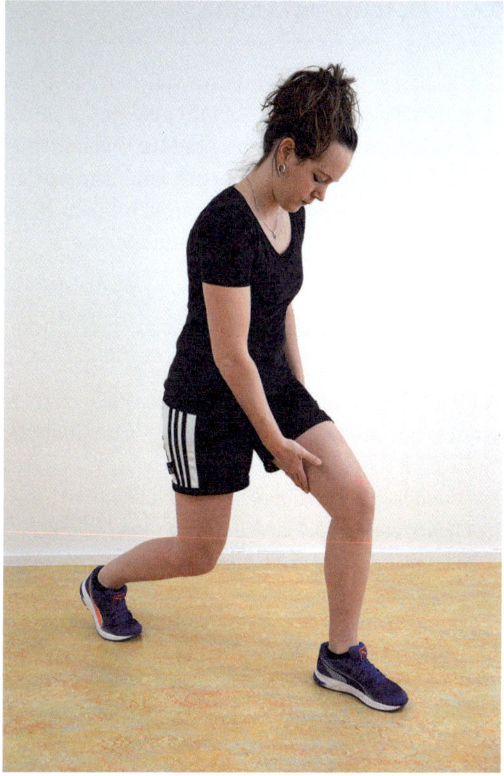

Figuur 2.9 De patiënt maakt een grote stap naar voren (lunge) en voelt hierbij of de hamstrings voldoende aanspannen

Voor een vkb-letsel staat een lange revalidatietijd gepland van gemiddeld zes tot twaalf maanden tot sportniveau. Het belangrijkste doel van de revalidatie na een vkb-ruptuur is een goede functionele stabiliteit van het kniegewricht verkrijgen, zodat de patiënt weer klachtenvrij kan functioneren op het oude niveau.

---

[3] Meer informatie over dit onderwerp is te vinden in een eerdere uitgave van Orthopedische Casuïstiek: *Onderzoek en behandeling van sportblessures van de onderste extremiteit*, ▸ H. 9a.

2.6 Oefenprogramma

Een concreet oefenprogramma van het vkb-letsel staat beschreven in ▶H. 3. Dit oefenprogramma is beschreven als de conservatieve behandeling na een vkb-ruptuur tot sportniveau. Onderdelen uit dit oefenprogramma kan men gebruiken in de revalidatie na een voorstekruisbandoperatie.

2.7 Nadere informatie

Nadere informatie en meer casuïstiek zijn te vinden in eerdere uitgaven van Orthopedische Casuïstiek:
- Onderzoek en behandeling van de knie: ▶H. 5.
- Onderzoek en behandeling van sportblessures van de onderste extremiteit: ▶H. 9.

Literatuur

1 Jarbo KA, Hartigan DE, Scott KL, Patel KA, Chhabra A. Accuracy of the lever sign test in the diagnosis of anterior cruciate ligament injuries. Orthop J Sports Med. 2017 Oct 11;5(10):1–7.
2 Mills K, Hunter DJ. Patellofemoral joint osteoarthritis: an individualised pathomechanical approach to management. Best Pract Res Clin Rheumatol. 2014;28(1):73–91.
3 Janssen RPA. Beschermt een voorstekruisbandreconstructie tegen artrose van de knie. Physios, Houten: Prelum; 2011;(1):23–30.
4 Escamilla RF, Macleod TD, Wilk KE, Paulos L, Andrews JR. Anterior cruciate ligament strain and tensile forces for weight-bearing and non-weight-bearing exercises: a guide to exercise selection. J Orthop Sports Phys Ther. 2012;42(3):208–20.
5 Melick M van, Hullegie W, Brooijmans F, Neeter C, Tienen T van, Cingel R van. KNGF evidence statement; revalidatie na voorste-kruisbandreconstructie. Beschikbaar op ▶www.fysionet-evidencebased.nl.
6 Kobayashi H, Kanamura T, Koshida S, Miyashita K, Okado T, Shimizu T, Yokoe K. Mechanisms of the anterior cruciate ligament injury in sports activities: a twenty-year clinical research of 1,700 athletes. J Sports Sci Med. 2010 Dec 1;9(4):669–75. eCollection 2010.
7 Noyes FR, McGinniss GH, Mooar LA. Functional disability in the anterior cruciate insufficient knee syndrome. Review of knee rating systems and projected risk factors in determining treatment. Sports Med. 1984;1(4):278–302.
8 Buijtendijk J, Gorter I, Kappetijn O. Preventie van knieblessures bij meisjes van 12 tot 18 jaar. Physios, Houten: Prelum; 2015;(4):19–26.
9 Buijs M, Borgman L. Casus: een anteriore knieklacht is (g)een enkel probleem. Physios, Houten: Prelum; 2017;(4):11–8.
10 Lelli A, Turi RP di, Spenciner DB, Dòmini M. The "Lever Sign": a new clinical test for the diagnosis of anterior cruciate ligament rupture. Knee Surg Sports Traumatol Arthrosc. 2016;24(9):2794–7.
11 Thapa SS, Lamichhane AP, Mahara DP. Accuracy of Lelli test for anterior cruciate ligament tear. J Inst Med. 2015;37(2):91–4.
12 Fithian DC, Paxton EW, Stone ML, Luetzow WF, Csintalan RP, Phelan D, Daniel DM. Prospective trial of a treatment algorithm for the management of the anterior cruciate ligament-injured knee. Am J Sports Med. 2005;33(3):335–46.
13 Rodeo SA, Kawamura S, Kim HJ, Dynybil C, Ying L. Tendon healing in a bone tunnel differs at the tunnel entrance versus the tunnel exit: an effect of graft-tunnel motion? Am J Sports Med. 2006;34(11):1790–800.
14 Suzuki T, Shino K, Nakagawa S, Nakata K, Iwahashi T, Kinugasa K, Otsubo H, Yamashita T. Early integration of a bone plug in the femoral tunnel in rectangular tunnel ACL reconstruction with a bone-patellar tendon-bone graft: a prospective computed tomography analysis. Knee Surg Sports Traumatol Arthrosc. 2011;19 Suppl 1:S29–35.
15 Geoghegan JM, Geutjens GG, Downing ND, Colclough K, King RJ. Hip extension strength following hamstring tendon harvest for ACL reconstruction. Knee 2007;14(5):352–6.
16 Heijne A, Werner S. Early versus late start of open kinetic chain quadriceps exercises after ACL reconstruction with patellar tendon or hamstring grafts: a prospective randomized outcome study. Knee Surg Sports Traumatol Arthrosc. 2007;15(4):472–3.
17 Escamilla RF, Macleod TD, Wilk KE, Paulos L, Andrews JR. Cruciate ligament loading during common knee rehabilitation exercises. Proc Inst Mech Eng H. 2012;226(9):670–80.

Oefenprogramma na voorstekruisbandletsel

Patty Joldersma

Samenvatting
▶Hoofdstuk 3 beschrijft en illustreert een uitgebreid oefenprogramma dat gebruikt kan worden bij de conservatieve behandeling van het voorstekruisbandletsel. Het hoofdstuk bevat meer dan 130 afbeeldingen van oefeningen.

3.1   Inleiding – 23

3.2   Mobilisatie-oefeningen van de knie – 23
3.2.1 Bungelen en knieflexie in buiklig – 23
3.2.2 Heel slides in ruglig – 23
3.2.3 Knieflexie-extensie met bal – 23
3.2.4 Doorhangen knie in ruglig met handdoekrol onder de hak – 25

3.3   Kuitspierversterking – 25
3.3.1 Calf raise – 25

3.4   Heup- en bilspierversterking – 25
3.4.1 Heupabductie in stand (side kick) – 25
3.4.2 Heupabductie en heupexorotatie in zijlig – 25
3.4.3 Pelvic drop – 27

3.5   Rompspierversterking – 28
3.5.1 Plank – 28
3.5.2 Side plank – 29

3.6   Hamstringversterking – 29
3.6.1 Leg curl – 29
3.6.2 Bruggetje – 30
3.6.3 Hamstringcurl met een handdoek – 30

© Bohn Stafleu van Loghum is een imprint van Springer Media B.V., onderdeel van Springer Nature 2018
P. Joldersma en K. van Nugteren (Red.), *Oefenprogramma's voor de knie*, Orthopedische Casuïstiek,
https://doi.org/10.1007/978-90-368-2192-6_3

3.6.4 Good morning – 30
3.6.5 Deadlift – 30

3.7 Quadricepsversterking – 31
3.7.1 ASLR: Active straight leg raise – 31
3.7.2 Leg extension – 33
3.7.3 Partieel belaste quadricepsoefeningen – 33
3.7.4 Leg press – 35
3.7.5 Squat – 36
3.7.6 Split squat – 37
3.7.7 Lunge – 38
3.7.8 Side lunge – 38
3.7.9 Step-up step-down – 39
3.7.10 Single leg squat – 39

3.8 Stabiliteitstraining – 40
3.8.1 Stabiliteitsoefeningen in een recht vlak – 41
3.8.2 Stabiliteitsoefeningen in een rotatoir vlak – 41

3.9 Speedladdertraining – 41

3.10 Sprinttraining – 41

3.11 Sprongtraining – 41
3.11.1 Squat met sprong – 41
3.11.2 Split squat met sprong – 43
3.11.3 Lunge met wisselsprong – 43
3.11.4 Eenbenige sprong voorwaarts – 43
3.11.5 Eenbenige sprong zijwaarts – 43
3.11.6 Trampolinesprongen – 48
3.11.7 Tweebenige sprongen op de bosubal – 48
3.11.8 Eenbenige sprongen op de bosubal – 48

3.1 Inleiding

Het oefenprogramma in dit hoofdstuk kan worden gebruikt als conservatieve behandeling van een voorstekruisbandletsel.
   Het oefenprogramma bestaat uit:
- mobilisatie-oefeningen van de knie;
- kuitspierversterking;
- heup- en bilspierversterking;
- rompspierversterking;
- hamstringversterking;
- quadricepsversterking;
- stabiliteitstraining;
- speedladdertraining;
- sprinttraining;
- sprongtraining.

Belangrijke aanbevelingen bij de oefeningen uit dit hoofdstuk:
- Let op een goede techniek tijdens het oefenen. Kies voor een gemakkelijker uitvoering als de oefening niet goed kan worden uitgevoerd.
- Voorkom een recidief door niet te hoog te grijpen en de tijd te nemen voor de opbouw van de oefeningen. De zwaarste oefeningen uit dit hoofdstuk zijn uitsluitend bedoeld voor de explosieve sporter van wie de knie riskante pivoterende krachten moet ondergaan.
- Let bij de squats, lunges en sprongvormen goed op de stand van knie en heup: corrigeer zo nodig een dynamische knievalgus (▶H. 2).
- Als er sprake is van (neiging tot) een dynamische knievalgus, controleer dan de mobiliteit van de enkelgewrichten. Soms is mobilisering van de dorsaalflexie nodig.

Zodra het mogelijk is om de knie 100 à 110° te buigen, kan fietsen op de hometrainer of op een gewone fiets opgenomen worden in het revalidatieprogramma.
   De patiënt mag pas wandelen zonder krukken als het looppatroon zonder krukken in orde is. Lopen kan in eerste instantie met krukken worden geoefend. Men oefent op verschillende ondergronden, met verschillende snelheden en op verschillende manieren, zoals zijwaarts, achterwaarts, op de tenen enzovoort.

3.2 Mobilisatie-oefeningen van de knie

De volgende oefeningen kunnen worden toegepast als er sprake is van een bewegingsbeperking.

3.2.1 Bungelen en knieflexie in buiklig (fig. 3.1)

- Bungelen. Neem plaats op de rand van de bank en bungel het aangedane been ontspannen een tot enkele minuten heen en weer.
- Knieflexie in buiklig. Buig de knie zover als mogelijk richting bil en strek de knie vervolgens weer helemaal.

3.2.2 Heel slides in ruglig (fig. 3.2)

- Buig de knie door de hak van het aangedane been naar de bil toe te schuiven. Strek de knie vervolgens weer helemaal door de voet naar voren te schuiven.
- Dezelfde oefening kan ook met de voet op een swissball uitgevoerd worden.

3.2.3 Knieflexie-extensie met bal (fig. 3.3)

- Knieflexie-extensie met swissball. Plaats de voet van het aangedane been op de swissball. Breng de hak naar voren, zodat de knie volledig gestrekt wordt en buig de knie vervolgens weer door de voet naar achteren te bewegen op de bal.
- Knieflexie-extensie voetbal. Plaats de voet van het aangedane been op de voetbal en rol deze kleine stukjes voorwaarts en achterwaarts. Deze oefening is geschikt voor patiënten die in een beperkte range of motion kunnen of mogen bewegen met de knie.

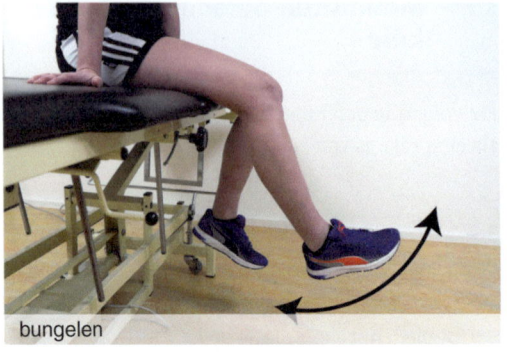 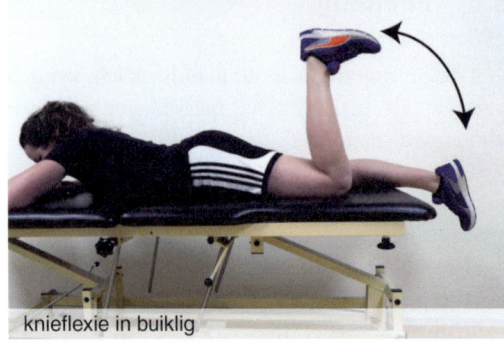

Figuur 3.1 Bungelen en knieflexie in buiklig

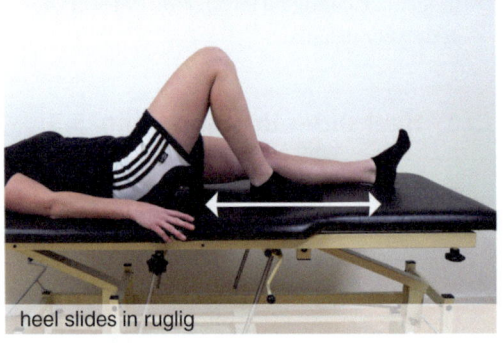 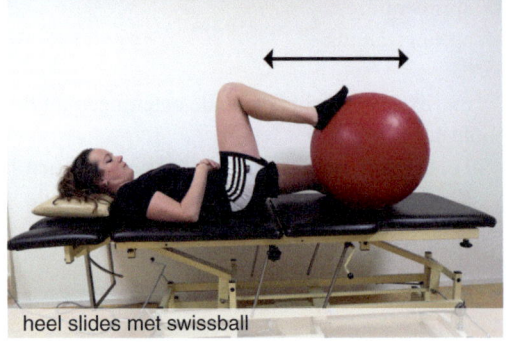

Figuur 3.2 Heel slides ruglig

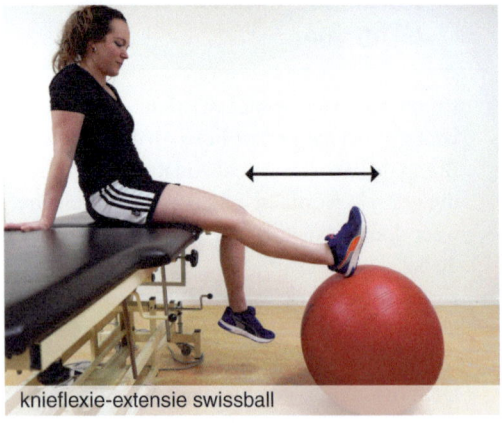 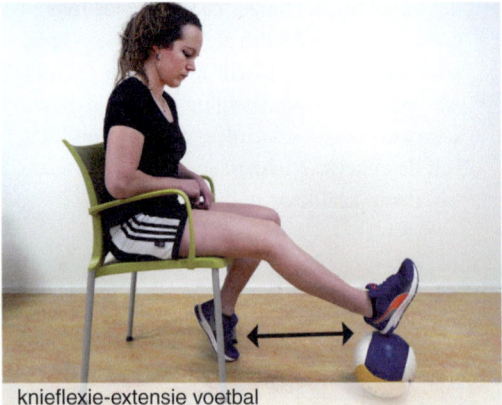

Figuur 3.3 Knieflexie-extensie met bal

3.4 Heup- en bilspierversterking

Met de volgende heup- en bilspierversterkende oefeningen kan al direct worden begonnen in de eerste fase van een voorstekruisbandrevalidatie als steunen op de aangedane knie nog te pijnlijk is. Bij deze oefeningen staat er geen gewicht op het aangedane been.

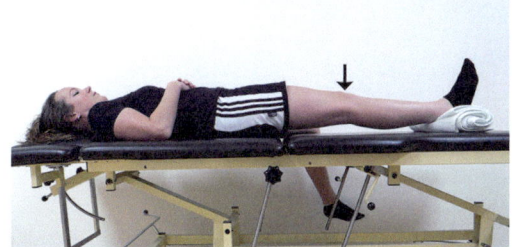

Figuur 3.4 Doorhangen knie in ruglig met handdoekrol onder de hak

3.2.4 Doorhangen knie in ruglig met handdoekrol onder de hak (fig. 3.4)

Ga zitten of liggen met een gestrekte knie en leg een opgerolde handdoek onder de hak, zodat de knie vrij ligt. Laat de knie ontspannen doorhangen. Dit kan zowel passief als actief, waarbij de knie in het laatste geval met behulp van de spieren naar beneden wordt gedrukt. Houd dit passief enkele minuten vol of herhaal dit actief enkele keren.

3.3 Kuitspierversterking

De m. gastrocnemius overbrugt het kniegewricht en helpt mee de knie te stabiliseren. Daarom is het zinvol deze spier te versterken. De m. soleus overbrugt de knie niet, maar kan versterkt worden als onderdeel van de gehele bewegingsketen.

3.3.1 Calf raise (fig. 3.5)

Ga op de tenen staan en laat vervolgens de hielen weer langzaam omlaag zakken tot net boven de grond, zodat spanning op de kuitspieren blijft. De knie blijft actief gestrekt. De oefening kan verzwaard worden door een halter in de nek te plaatsen of de oefening op één been uit te voeren. Om de korte kuitspier (m. soleus) te trainen kan de calf raise in zittende positie worden uitgevoerd met een halter op de bovenbenen. Hier kan al mee begonnen worden als steunen op het been nog niet mogelijk is.

3.4.1 Heupabductie in stand (side kick) (fig. 3.6)

Zijwaarts heffen van het aangedane been in stand. Ga staan met een lichtgebogen knie. Hef het andere been in zijwaartse richting waarbij de hak iets naar buiten en de voorvoet iets naar binnen wijst (endorotatie heup) om meer rekrutering van de m. gluteus medius te krijgen. De knie van dit been blijft gestrekt en de voet is opgetrokken in dorsaalflexie. Breng het been vervolgens langzaam weer terug tot net boven de grond, zodat er spanning op de heupspieren blijft. De oefening kan verzwaard worden met een theraband. Vanuit deze positie kan het aangedane been ook gestrekt in achterwaartse richting worden gebracht: heupextensie (rear kick) om met name de m. gluteus maximus te rekruteren.

NB: Bij deze oefening worden de heupabductoren van het standbeen zwaarder belast dan die van het bewegende been.

3.4.2 Heupabductie en heupexorotatie in zijlig (fig. 3.7)

– Zijwaarts heffen van het aangedane been in zijlig. Houd het onderste been iets gebogen in heup en knie om stabiel te kunnen blijven liggen. Trek de voet van het bovenste been in dorsaalflexie, houd de knie gestrekt en de hak iets hoger dan de voorvoet (endorotatie heup) om de m. gluteus medius nog meer te rekruteren. Til het been op, houd het kort vast en laat het vervolgens weer langzaam zakken tot het net niet het andere been raakt om spanning op de heupspieren te houden. De oefening kan verzwaard worden met een theraband om de onderbenen of een gewichtsmanchet om de enkel.

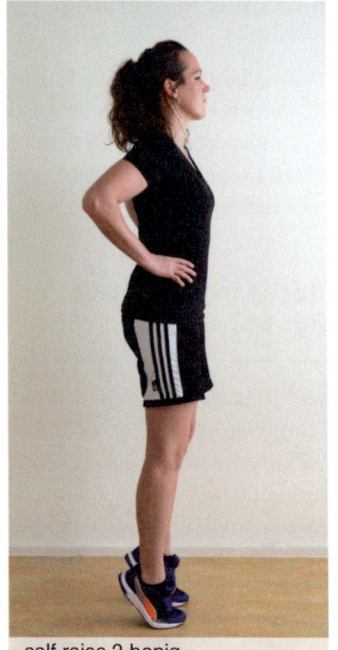
calf raise 2-benig

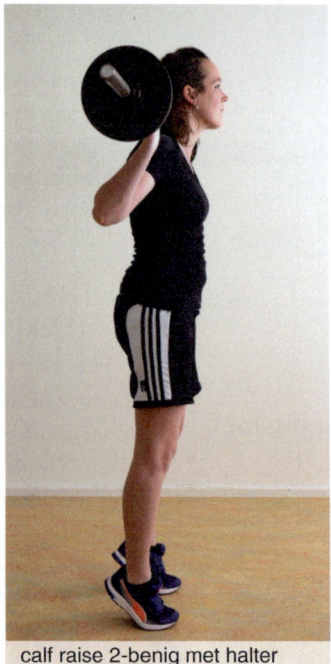
calf raise 2-benig met halter

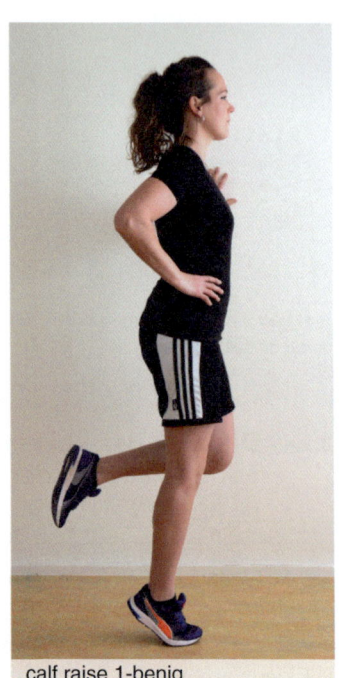
calf raise 1-benig

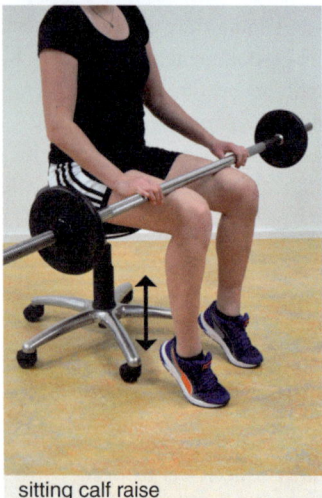
sitting calf raise

Figuur 3.5 Calf raise

3.4 · Heup- en bilspierversterking

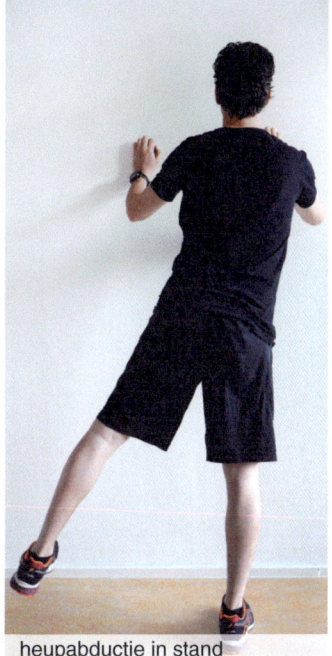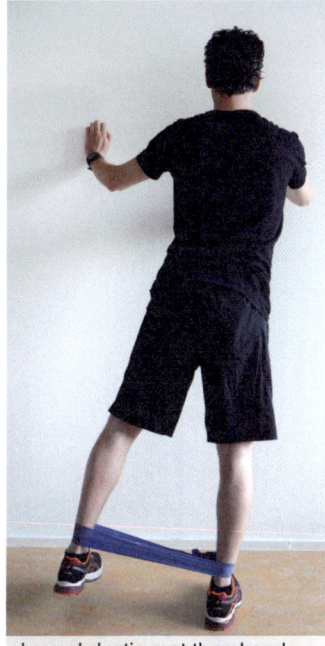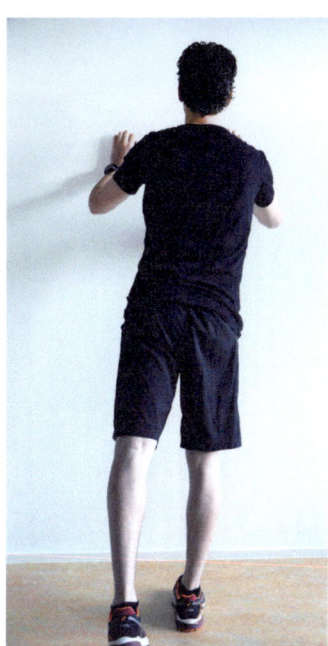

heupabductie in stand — heupabductie met theraband — heupextensie in stand

Figuur 3.6 Heupabductie in stand (side kick) en heupextensie in stand (rear kick)

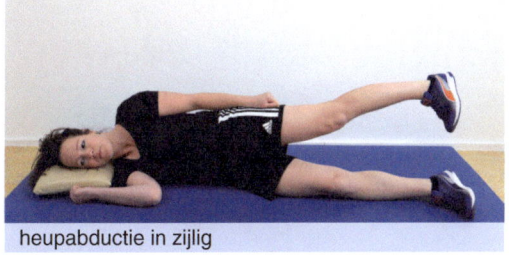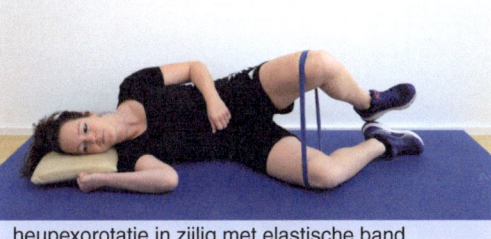

heupabductie in zijlig — heupexorotatie in zijlig met elastische band

Figuur 3.7 Heupabductie en -exorotatie in zijlig

– Ga op de zij liggen met 45° gebogen heupen en 90° gebogen knieën. Breng de bovenste knie naar buiten (omhoog) (exorotatie), terwijl je het bekken stilhoudt en de voeten op elkaar blijven. Laat de knie langzaam terugzakken tot de knieën elkaar net niet raken. De oefening kan verzwaard worden met een elastische band om de benen.

Zodra zonder pijn op het aangedane been gesteund kan worden, kan de volgende oefening worden uitgevoerd.

3.4.3 Pelvic drop (◘ fig. 3.8)

Ga met het aangedane been op de step of een andere verhoging staan. Het andere been hangt ernaast, los van de step. Het bekken is horizontaal. Laat de heup aan de zijde van het afhangende been langzaam zakken tot onder het niveau van de aangedane heup (excentrische contractie heupabductoren). Til vervolgens de heup iets hoger op (shiften) dan die van het standbeen. De oefening kan met (liefst minimale) steun of zonder steun worden uitgevoerd. In dit laatste geval is er sprake

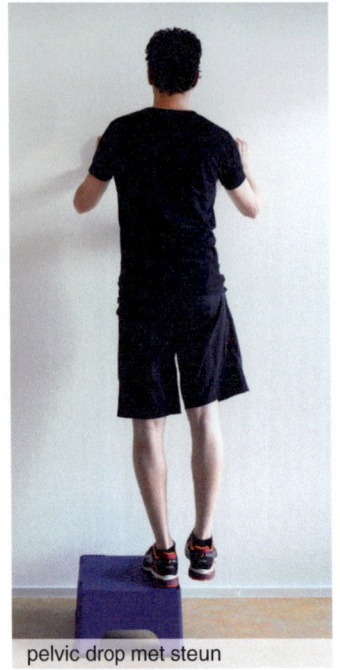 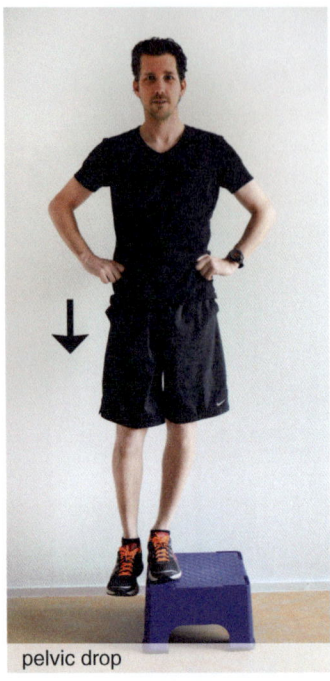 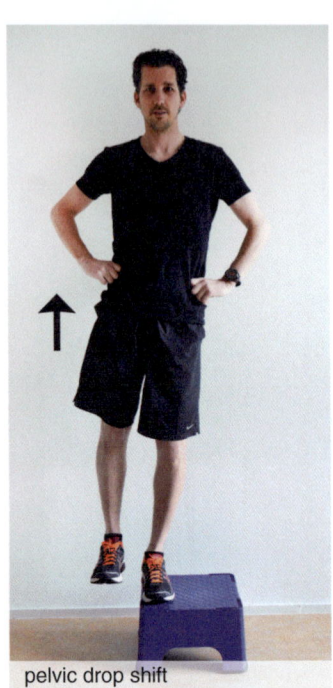

Figuur 3.8 Pelvic drop

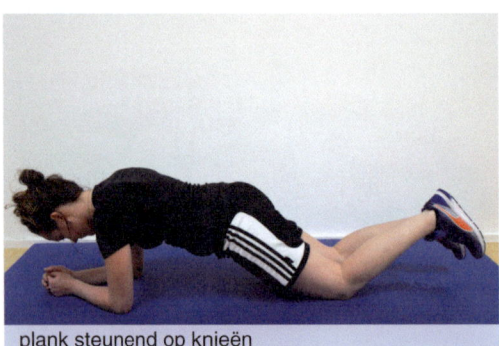 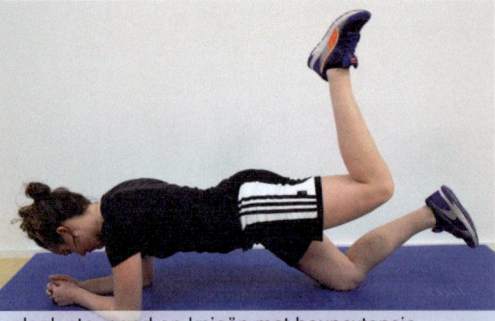

Figuur 3.9 Plank

van een hogere activatie van de m. gluteus medius omdat de patiënt nu meer met heup en bekken moet stabiliseren.

3.5 Rompspierversterking

De volgende oefeningen kunnen worden toegepast.

3.5.1 Plank (fig. 3.9)

Steun op de onderarmen (ellebogen recht onder schouders) en knieën en duw het lichaam omhoog. De oefening kan verzwaard worden door een arm of een been op te tillen.

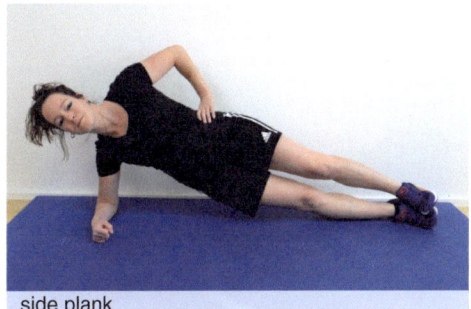
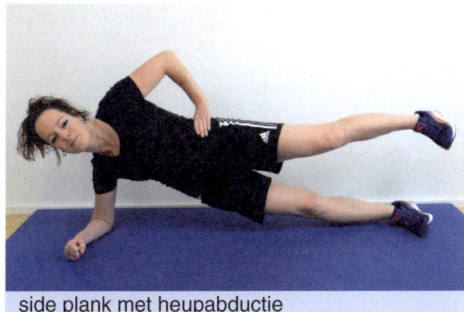
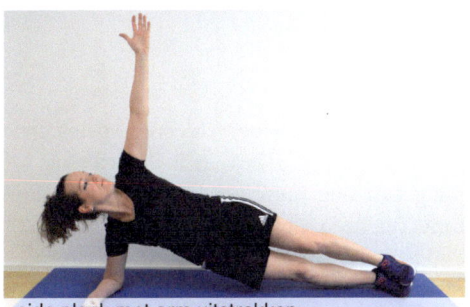
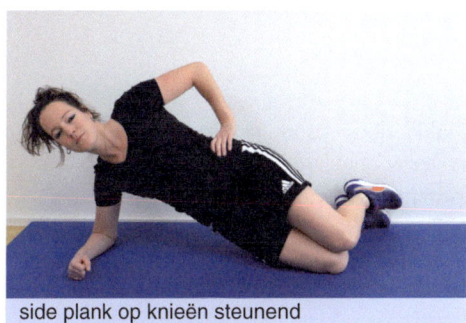
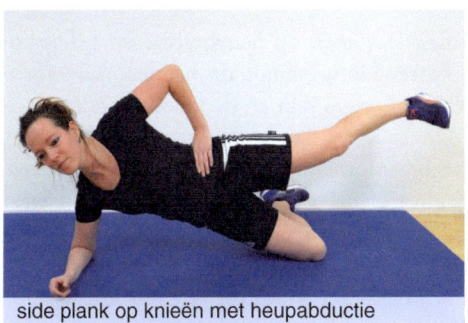
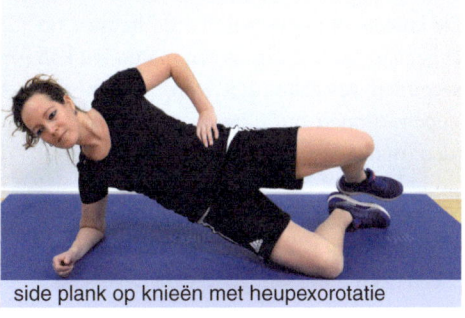

 Figuur 3.10 Side plank

3.5.2 Side plank (fig. 3.10)

Steun in zijlig op de onderarm (elleboog recht onder schouder) en buitenzijde van de voet en duw de heupen omhoog zodat het lichaam zo recht is als een plank; enkels, knieën, heupen, schouders en hoofd bevinden zich in een rechte lijn. De oefening kan verzwaard worden door een been op te tillen (heupabductie) of een arm naar omhoog uit te strekken. Als de oefening steunend op de voet te zwaar is, kan er worden gesteund op de knie. Eventueel kan de oefening worden uitgevoerd met een heupexorotatie.

3.6 Hamstringversterking

De volgende oefeningen kunnen worden toegepast.

3.6.1 Leg curl (fig. 3.11)

Ga op de buik liggen met een elastische band om de enkel of een gewichtsmanchet om het onderbeen. Buig de knie tegen weerstand van de elastische band in. Houd dit enkele seconden vast in

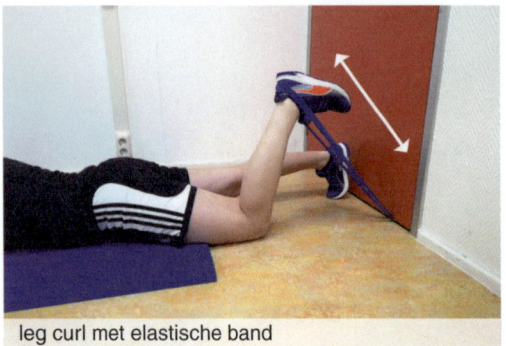 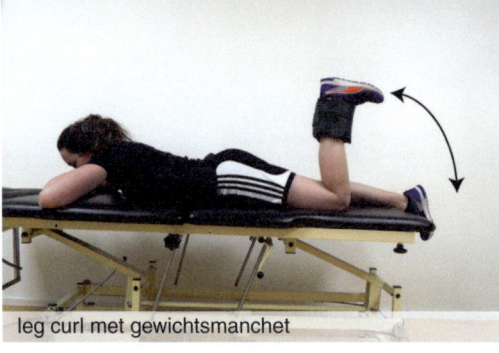

Figuur 3.11 Leg curl

een bepaalde hoek (isometrisch) of strek hem langzaam terug totdat de spanning op de band bijna verdwenen is (dynamisch).

3.6.2 Bruggetje (fig. 3.12)

Ga op de rug liggen en plaats de voeten op de grond. De knieën zijn gebogen. Til de heupen op zodat het lichaam zo recht is als een plank. Dit kan enkele seconden vastgehouden worden (statisch) of de heupen kunnen omhoog en omlaag bewogen worden (dynamisch). Let er in dit laatste geval op dat de heupen bij het zakken telkens net niet de grond raken om spanning op de hamstrings te houden. De oefening kan verzwaard worden door haar met één been uit te voeren. Het bruggetje kan ook op een swissball worden uitgevoerd, waarbij de voeten op de bal liggen en de benen gestrekt zijn. Hierbij wordt om en om één been opgetild van de bal. Tevens kunnen vanuit de brugpositie de knieën worden gebogen en gestrekt. Let er hierbij op dat de heupen hoog blijven.

Dezelfde oefening kan met één been worden uitgevoerd.

3.6.3 Hamstringcurl met een handdoek (fig. 3.13)

Plaats de voeten op een doekje en maak een bruggetje met het lichaam. Met de heupen omhoog glijden de voeten naar voren en vervolgens worden de voeten weer terug richting billen getrokken door de hamstrings. Hoe verder de voeten naar voren glijden, des te zwaarder is de oefening. De oefening kan nog meer verzwaard worden door haar met één been uit te voeren.

3.6.4 Good morning (fig. 3.14)

Sta met de voeten op heupbreedte en lichtgebogen knieën. Buig vanuit de heupen naar voren terwijl de rug gestrekt en de knieën lichtjes gebogen blijven. Kijk tijdens de oefening naar voren. Het moment waarop de onderrug wil flecteren, is de eindpositie. Vanuit deze positie kom je weer omhoog.

Zodra de good morning met gestrekte knieën wordt uitgevoerd, wordt dit een stiff legged good morning genoemd. In beide gevallen worden de hamstrings en de rugspieren geoefend.

3.6.5 Deadlift (fig. 3.15)

Sta met de voeten op heupbreedte en pak de halter vast. Buig met een rechte rug vanuit de heup naar voren en zak tegelijkertijd door de knieën. Zak met de halter zo diep, dat de lumbale wervelkolom gestrekt blijft. Houd de wervelkolom tijdens de hele oefening gestrekt, de schouderbladen in retractie en kijk naar voren. Hoe meer je vooroverbuigt met de romp, hoe meer de hamstrings gerekruteerd worden en hoe minder de voorste kruisband belast wordt. Bij een meer rechtopstaande romp trekt de quadriceps door de grotere

3.7 · Quadricepsversterking

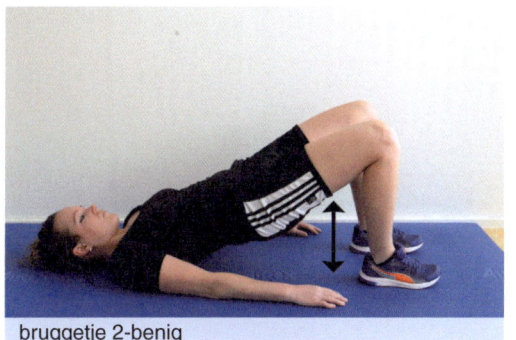
bruggetje 2-benig

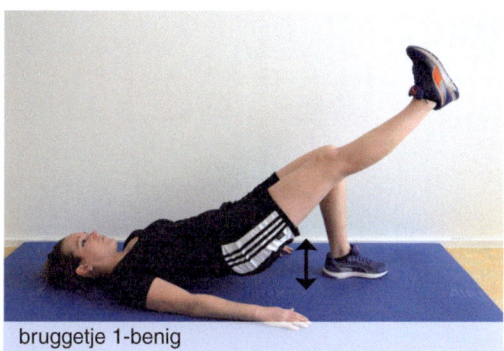
bruggetje 1-benig

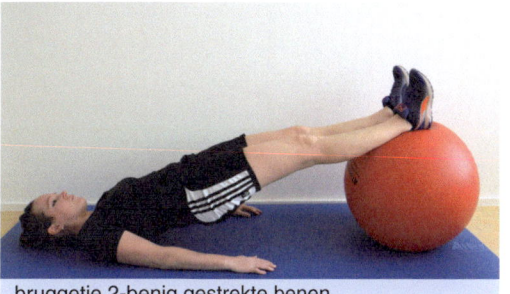
bruggetje 2-benig gestrekte benen

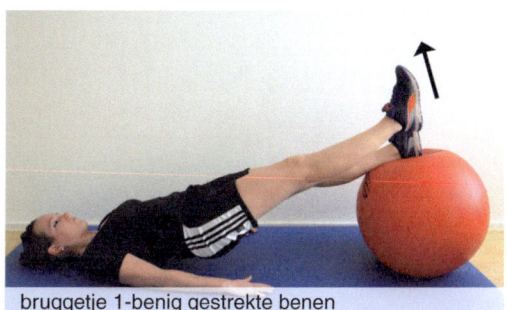
bruggetje 1-benig gestrekte benen

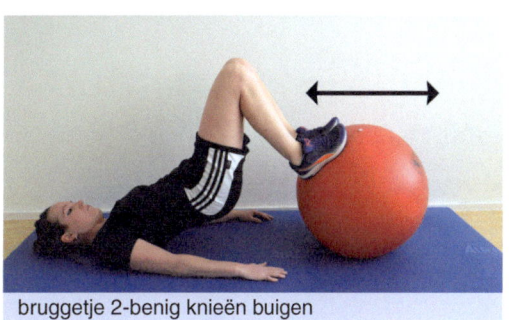
bruggetje 2-benig knieën buigen

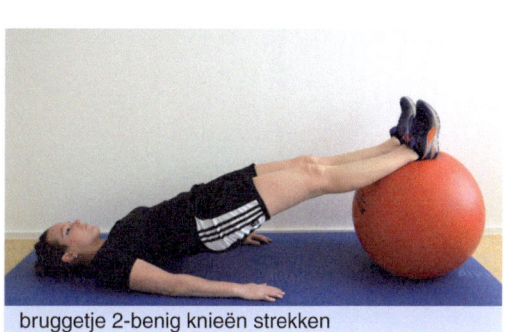
bruggetje 2-benig knieën strekken

Figuur 3.12 Bruggetje

contractie de tibia meer naar voren. Hierdoor wordt de voorste kruisband juist meer belast, hetgeen je wilt vermijden in de eerste periode van de revalidatie.

3.7 Quadricepsversterking

Quadricepsversterking kan uitgevoerd worden in een open en gesloten keten. Enige voorzichtigheid met de openketenoefeningen wordt aangeraden omdat hierbij gemakkelijk een anterieure translatie van de tibia ten opzichte van het femur optreedt. Rond 15° flexie treedt dit fenomeen het sterkst op (▶par. 2.2.1).

3.7.1 ASLR: Active straight leg raise (fig. 3.16)

Zit op een bank of stoel. Strek de knie, trek de voet naar je toe en til het bovenbeen een klein stukje van de ondergrond. Houd dit enkele seconden vast. Bouw dit op tot 30 à 60 seconden. De

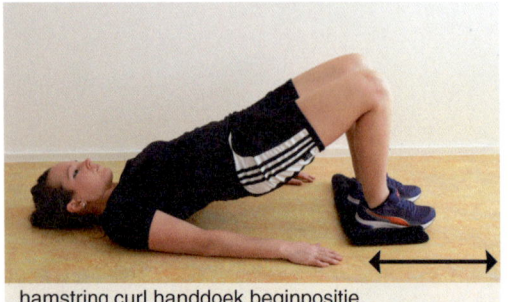
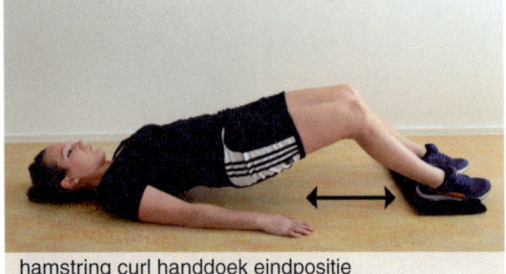
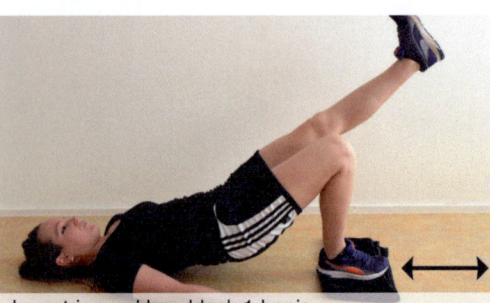

Figuur 3.13 Hamstringcurl met een handdoek

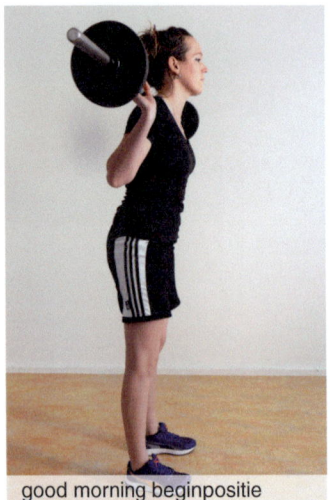
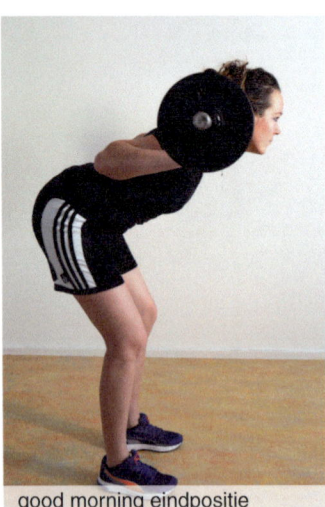
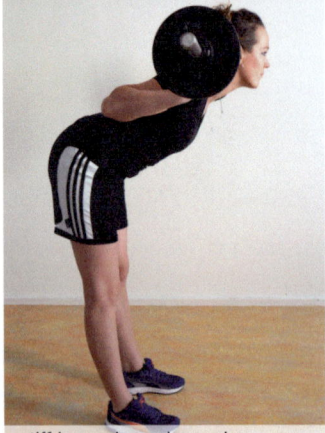

Figuur 3.14 Good morning

3.7 · Quadricepsversterking

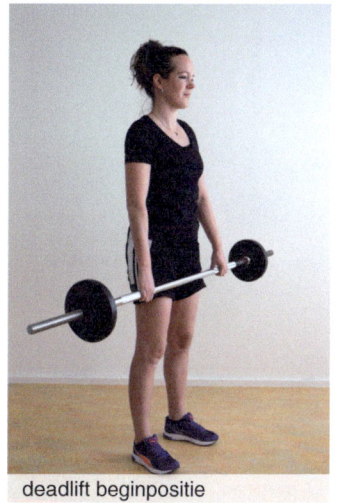
deadlift beginpositie

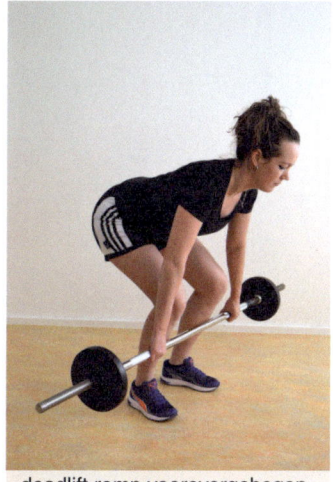
deadlift romp voorovergebogen

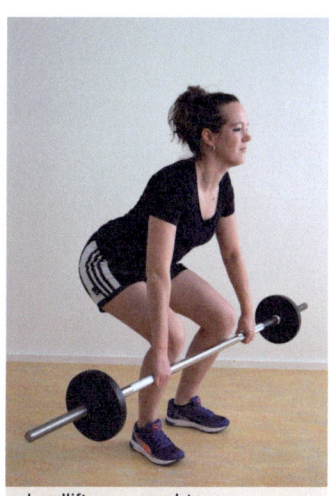
deadlift romp rechtop

Figuur 3.15 Deadlift

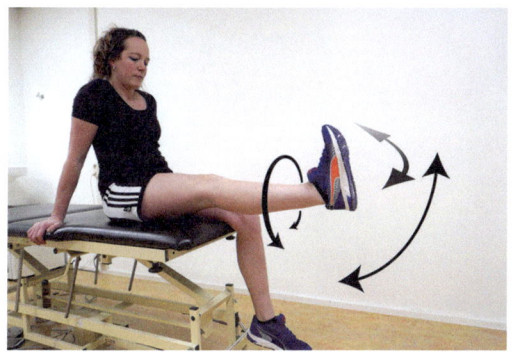

Figuur 3.16 Active straight leg raise

3.7.2 Leg extension (fig. 3.17)

Strek de knie, trek de voet naar je toe en houd dit enkele seconden vast. Breng het been vervolgens weer langzaam terug tot net boven de grond, zodat er spanning op de quadriceps blijft. De oefening kan verzwaard worden met een gewichtsmanchet om het *proximale* deel van het onderbeen.

3.7.3 Partieel belaste quadricepsoefeningen (fig. 3.18)

oefening kan verzwaard worden met een gewichtsmanchet om het *proximale* deel van het onderbeen. Een gewichtsmanchet die net boven de enkel geplaatst wordt, geeft twee keer zoveel spanning op de voorste kruisband. Variaties op de oefening zijn: met het opgetilde gestrekte been kleine stukjes omhoog-omlaag bewegen (anteflexie-retroflexie), kleine stukjes zijwaarts bewegen (abductie-adductie), rondjes linksom-rechtsom draaien en het alfabet schrijven.

Als het nog te pijnlijk is om de aangedane knie te belasten, kun je beginnen met partieel belaste oefeningen voor het versterken van de quadriceps. Hierbij kunnen oefeningen als squats, lunges en step-ups uitgevoerd worden tussen de leggers van een brug, waarop met de armen wordt gesteund, of aan een stang van het pulley-apparaat, waaraan met de armen gehangen kan worden om zo het aangedane been minder te belasten.

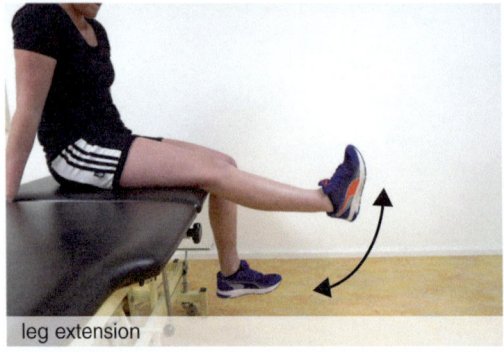
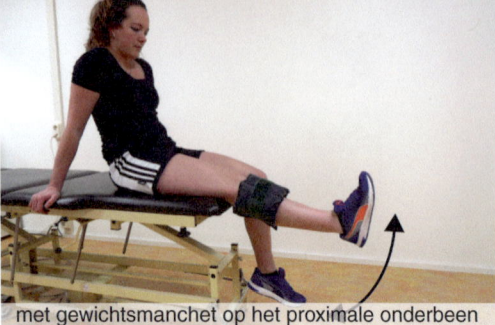

◘ **Figuur 3.17** Leg extension

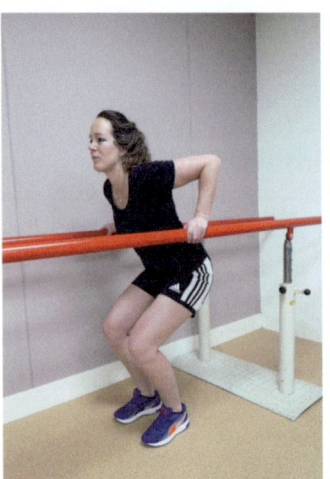
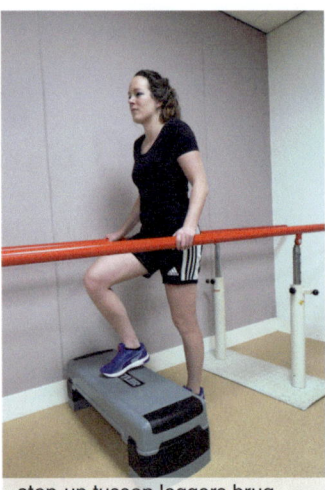
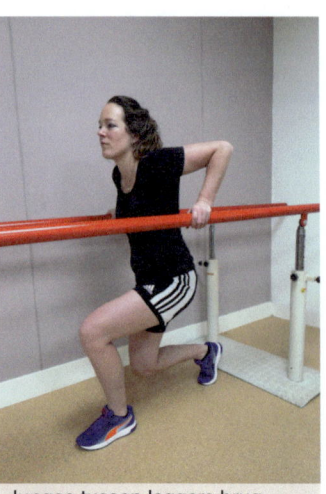
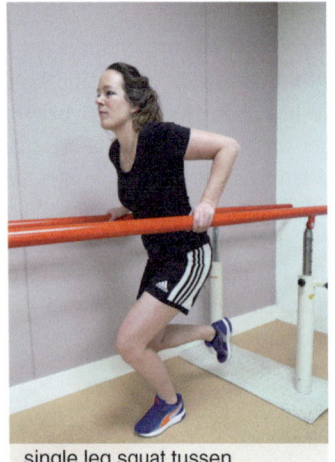
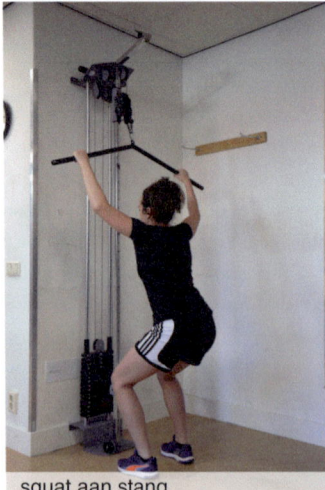
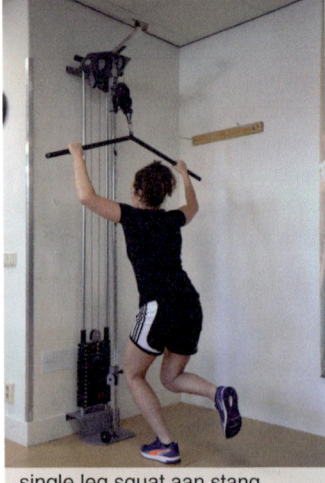

◘ **Figuur 3.18** Partieel belaste quadricepsoefeningen

3.7 · Quadricepsversterking

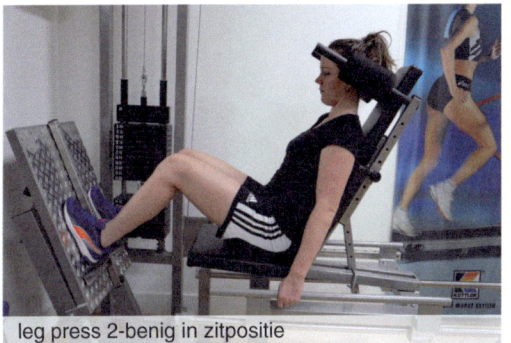
leg press 2-benig in zitpositie

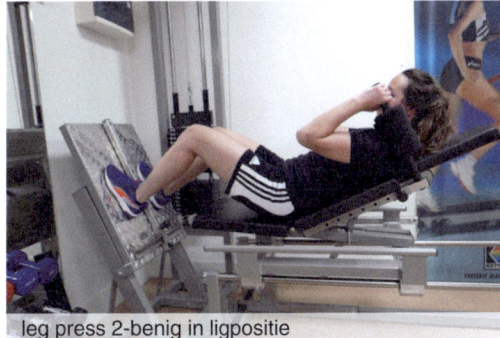
leg press 2-benig in ligpositie

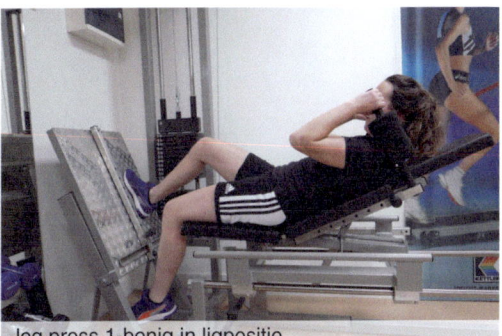
leg press 1-benig in ligpositie

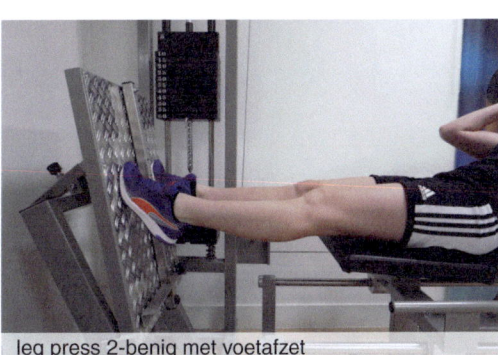
leg press 2-benig met voetafzet

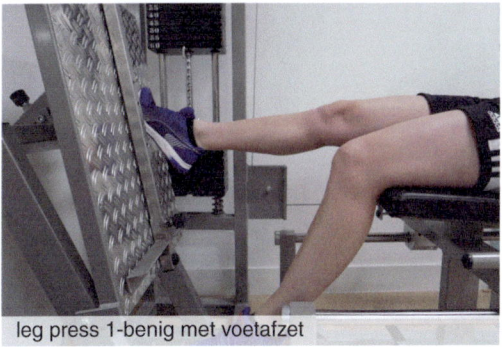
leg press 1-benig met voetafzet

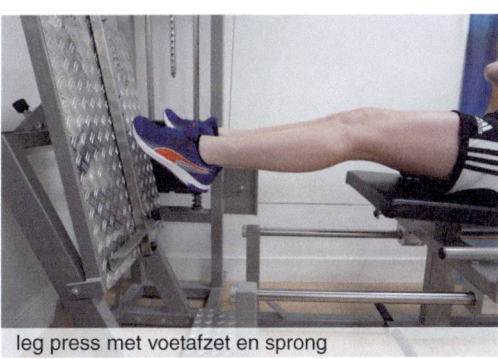
leg press met voetafzet en sprong

Figuur 3.19 Leg press

3.7.4 Leg press (fig. 3.19)

Plaats de voeten op heupbreedte op het plateau en duw afhankelijk van de soort leg press het plateau of de stoel weg, waarbij de knieën net niet gestrekt worden. Buig de knieën vervolgens langzaam tot zover mogelijk. De voeten staan net onder kniehoogte op het plateau. Hoe hoger de voeten op het plateau worden geplaatst, hoe minder de quadriceps en hoe meer de hamstrings worden gerekruteerd. Dit werkt ontlastend voor de vkb. In zitpositie wordt vooral de quadriceps getraind, in ligpositie wordt er meer activiteit van de hamstrings gevraagd. In ligpositie met 30° heupflexie vindt de meeste cocontractie tussen quadriceps en hamstrings plaats. Deze positie is dus het meest geschikt voor patiënten met een vkb-laesie om de vkb te ontlasten. De oefening kan worden verzwaard door haar met één been uit te voeren. Om tegelijkertijd de kuitspieren mee te trainen of om

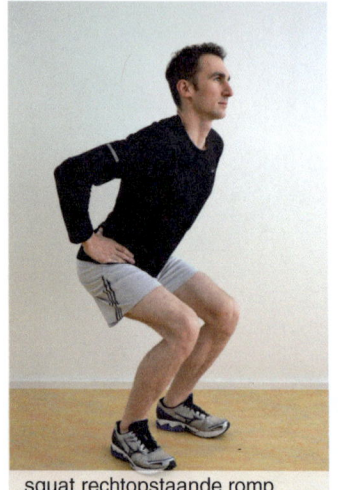
squat rechtopstaande romp

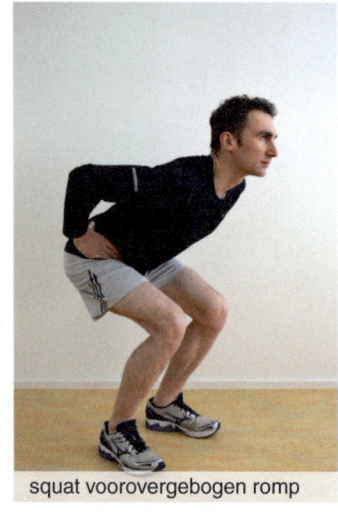
squat voorovergebogen romp

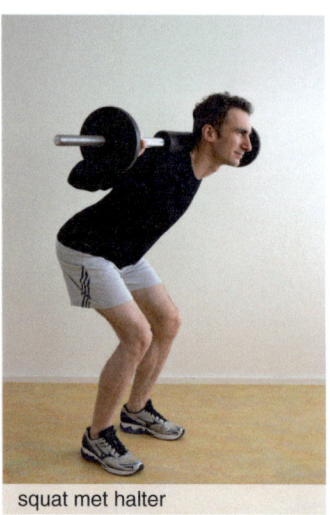
squat met halter

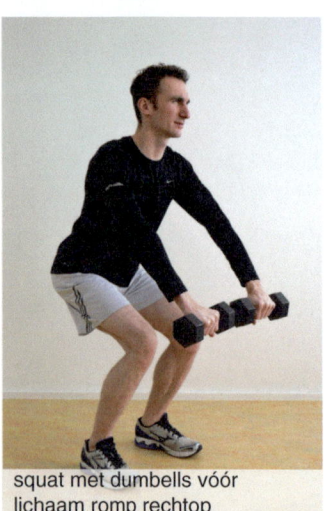
squat met dumbells vóór lichaam romp rechtop

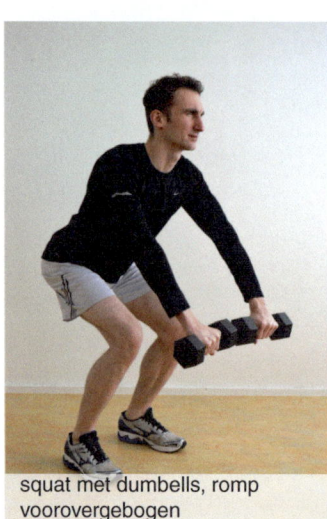
squat met dumbells, romp voorovergebogen

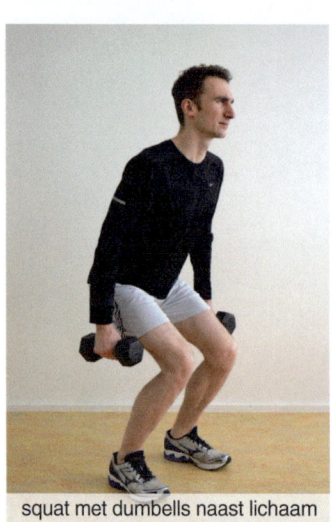
squat met dumbells naast lichaam

◘ **Figuur 3.20** Squat

de gehele strekketen te activeren, kan de kniestrekking opgevolgd worden door een tweebenige of eenbenige plantairflexie van de voet(en). Uiteindelijk kan er een 'sprongetje' worden gemaakt om meer richting explosiviteit en snelkracht te gaan.

3.7.5 Squat (◘ fig. 3.20)

Zet de voeten op heupbreedte en iets naar buiten wijzend. Zak door de knieën tot zover mogelijk (afhankelijk van de revalidatiefase en trainingsdoel) en kom vervolgens weer terug omhoog.

Door de romp in plaats van rechtop in een meer voorovergebogen positie te houden worden de hamstrings meer en quadriceps minder gerekruteerd om zo de vkb minder te belasten. De oefening kan verzwaard worden met een halter in de nek.

Ook kan een gewicht (dumbells) in de handen vóór in plaats van naast het lichaam vastgehouden worden, eventueel in combinatie met een meer voorovergebogen romp, om zo nog meer hamstringactiviteit en minder activiteit van de quadriceps te creëren.

3.7 · Quadricepsversterking

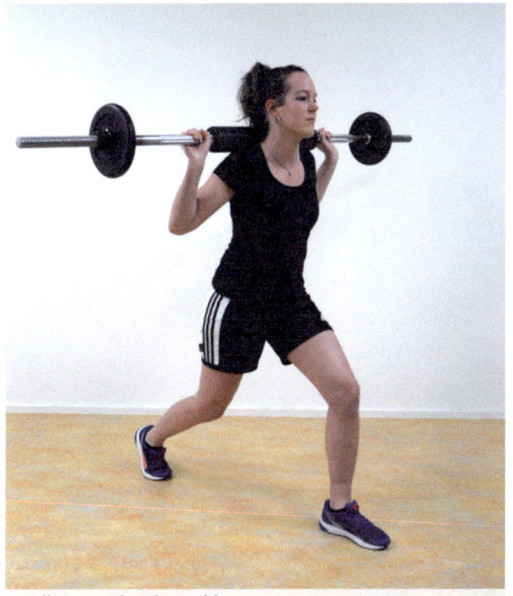
split squat beginpositie

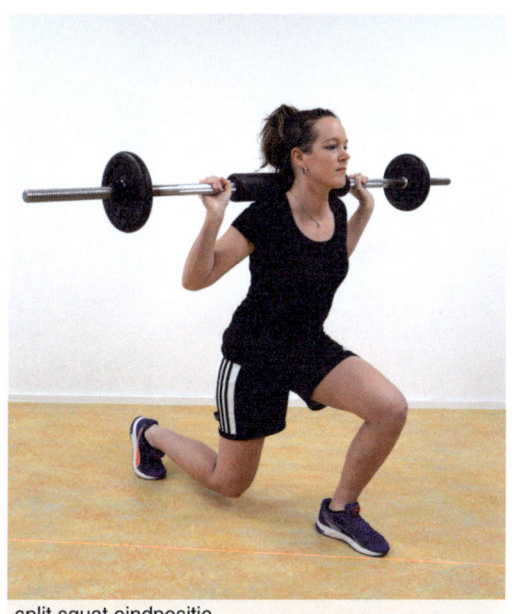
split squat eindpositie

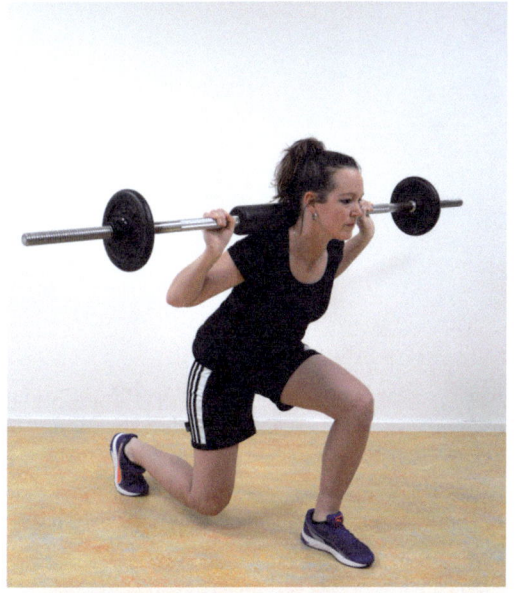
split squat romp voorovergebogen

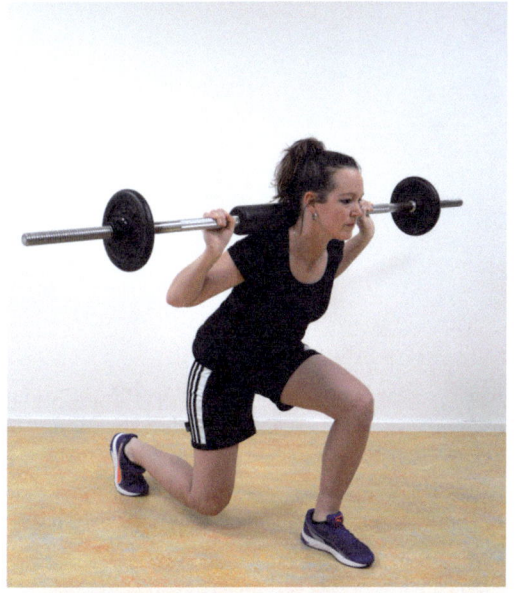
split squat voorste voet op step

◘ **Figuur 3.21** Split squat

3.7.6 Split squat (◘ fig. 3.21)

Ga in lungepositie staan met het ene been voor en het andere been achter. Zak door beide knieën tot de achterste knie de grond net niet raakt en kom vervolgens weer omhoog tot de benen weer gestrekt zijn. Houd het lichaamszwaartepunt in het midden tussen beide voeten in en blijf met de voeten in lungepositie staan. Zet na een aantal herhalingen het andere been voor. Door de romp

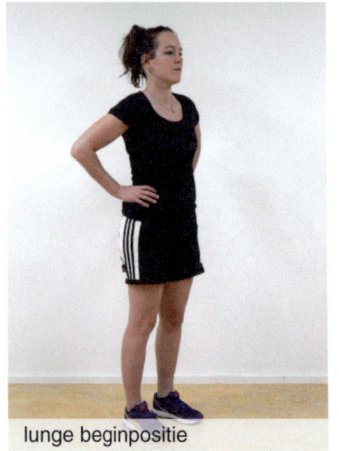
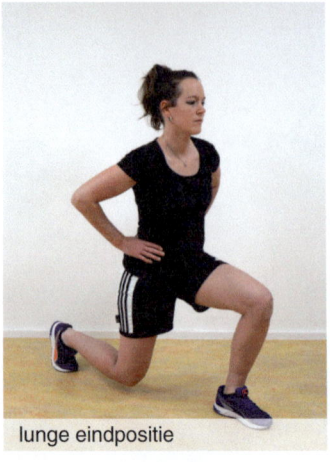
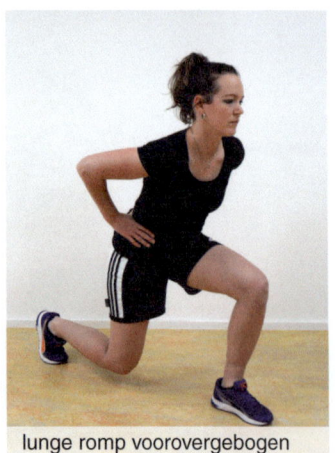
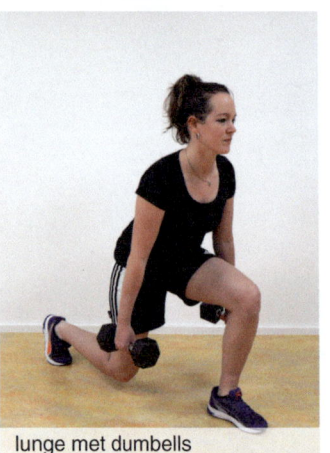
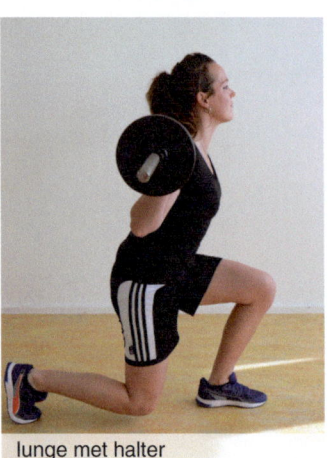

◘ **Figuur 3.22** Lunge

in een meer voorovergebogen positie te houden worden de hamstrings meer en de quadriceps minder gerekruteerd, waardoor de vkb minder wordt belast. Ook door de voorste voet van het aangedane been op een step te zetten wordt meer activiteit van de achterste spieren (hamstrings en gluteaalmusculatuur) en minder van de quadriceps gevraagd.

3.7.7 Lunge (◘fig. 3.22)

Sta met beide voeten naast elkaar, maak een grote stap naar voren met één been, zak naar beneden totdat de achterste knie de grond net niet raakt en stap terug naar achteren zodat beide voeten weer naast elkaar staan. Normaliter wordt de romp rechtop gehouden. Echter, om de vkb minder te belasten in de eerste periode van de revalidatie wordt de romp meer voorovergebogen tijdens de oefening, waardoor de hamstrings meer worden ingeschakeld. De oefening kan onder andere verzwaard worden met dumbells of een halter.

3.7.8 Side lunge (◘fig. 3.23)

Sta met beide voeten naast elkaar, zonder of met halter, maak in zijwaartse richting een uitvalspas en zak hierbij door de knie van het uitstapbeen. Houd knie en voet in een rechte lijn en stap vervolgens weer terug. Hoe verder de romp voorovergebogen

3.7 · Quadricepsversterking

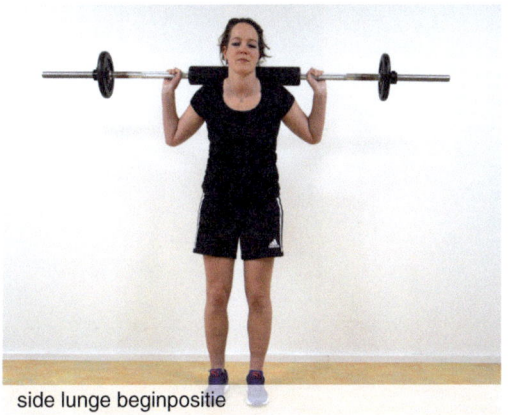
side lunge beginpositie

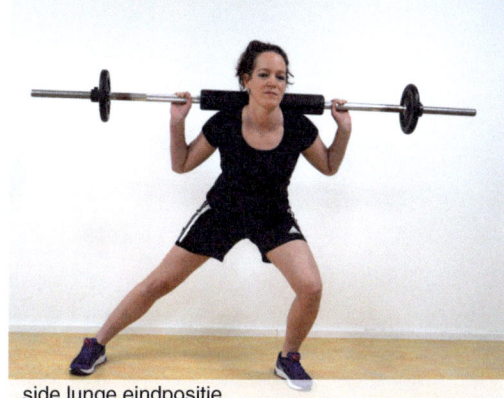
side lunge eindpositie

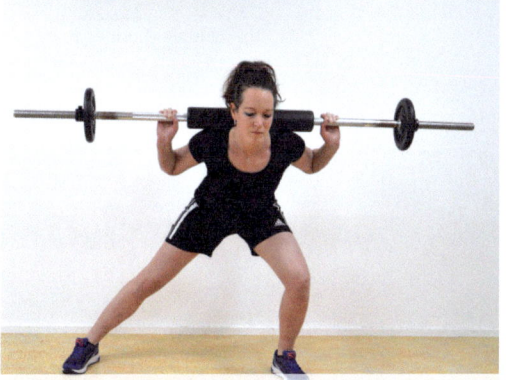
side lunge met voorovergebogen romp

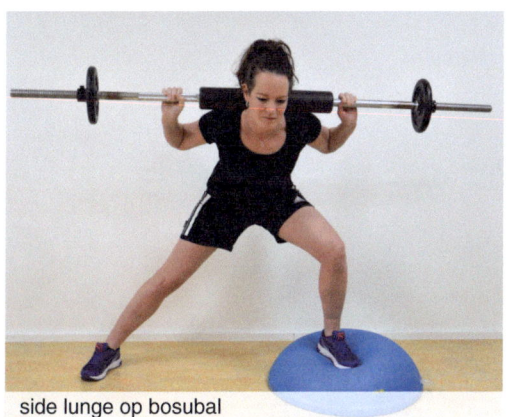
side lunge op bosubal

Figuur 3.23 Side lunge

is, hoe meer de hamstrings moeten aanspannen en hoe minder de vkb belast wordt. Door een instabiele ondergrond te gebruiken, kan het accent meer op de stabiliteit gelegd worden.

3.7.9 Step-up step-down (fig. 3.24)

Stap met het aangedane been voorwaarts op de step, stap met het andere been bij en stap vervolgens met het bijstapbeen weer achterwaarts van de step af. Zo wordt het aangedane been zowel concentrisch als excentrisch belast. Je kunt ook met het aangedane been weer afstappen, waardoor het been alleen concentrisch belast wordt. Uiteraard kan het aangedane been ook alleen excentrisch belast worden door met het niet-aangedane been op te stappen en ook weer af te stappen. Om het accent meer op de stabiliteit en alignement te leggen kan de knie van het andere been opgetild worden (deze raakt de step dus niet aan tijdens het opstappen) of kan een balansmatje op de step worden gelegd om een instabiele ondergrond te creëren, eventueel in combinatie met het uitstrekken van een stok of halter boven het hoofd.

3.7.10 Single leg squat (fig. 3.25)

Maak een kniebuiging op één been. Hoe dieper je vooroverbuigt met de romp, des te meer de hamstrings worden geactiveerd en hoe minder de vkb belast wordt. De oefening kan verzwaard worden met een halter in de nek of door haar uit te voeren op een step, zodat er dieper door de knie gezakt kan worden.

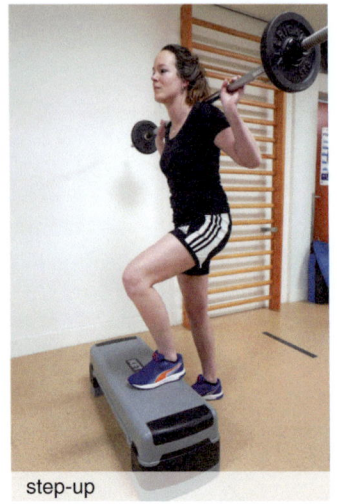 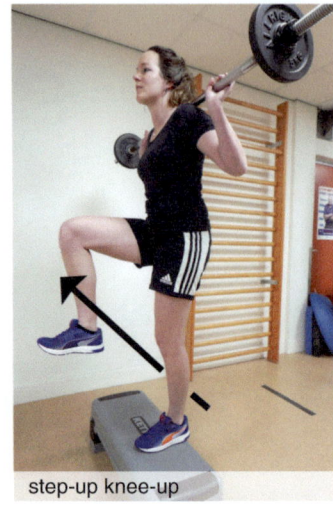 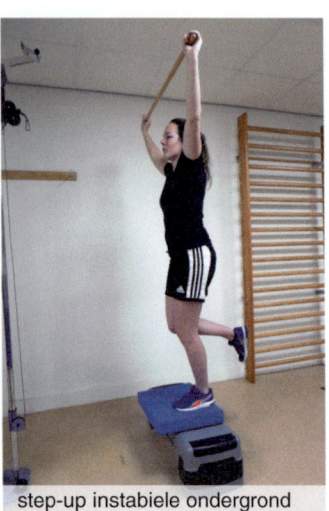

◘ **Figuur 3.24** Step-up step-down

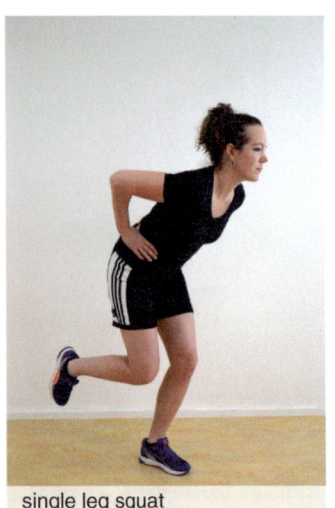 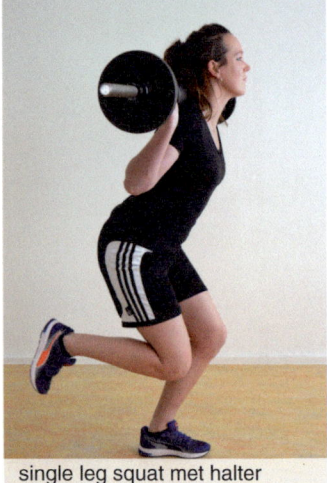 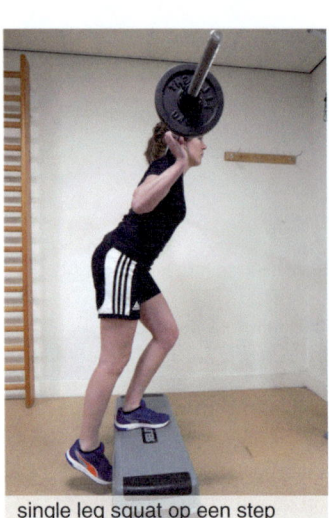

◘ **Figuur 3.25** Single leg squat

3.8 Stabiliteitstraining

Om de vkb zo min mogelijk te belasten wordt in de eerste periode van de revalidatie tijdens de oefeningen de romp in een voorovergebogen positie gehouden. Hierdoor worden de hamstrings meer en de quadriceps minder gerekruteerd en daardoor wordt de vkb minder belast. Later in de revalidatie wordt er steeds meer met een rechtopstaande romp getraind; uiteindelijk moet de sporter de knie immers actief kunnen stabiliseren vanuit elke positie.

De stabilisatie-oefeningen worden eerst voorachterwaarts of zijwaarts uitgevoerd en vervolgens wordt er een rotatiecomponent aan toegevoegd.

3.8.1 Stabiliteitsoefeningen in een recht vlak (◘ fig. 3.26)

Ga op één been staan met een lichtgebogen knie. Bouw dit op tot 30 à 60 seconden. Voer in de eerste fase van de revalidatie de oefeningen zoveel mogelijk uit met de romp in voorovergebogen positie in plaats van met een rechtopstaande romp. Er kunnen allerlei variaties op de eenbenige oefening worden toegepast met diverse instabiele ondergronden, zoals een single leg squat op de trampoline, balanceren op een oefentol, waarbij gestimuleerd wordt om de oefening met een voorovergebogen romp uit te voeren bijvoorbeeld door met een bal de grond aan te tikken, een bal naar de therapeut te rollen, met een hand de grond aan te tikken, ballen van de ene naar de andere pion te verplaatsen, voorwerpen op een bankje te gooien, een bal tegen de trampoline te gooien en weer op te vangen en op een bosubal te balanceren en daarbij tegelijkertijd met de armen aan de pulley te trekken. De meeste van deze oefeningen worden uitgevoerd in een recht vlak; een aantal bevat al een lichte rotatiecomponent.

3.8.2 Stabiliteitsoefeningen in een rotatoir vlak (◘ fig. 3.27)

Als de patiënt een goede actieve stabiliteit van de knie vertoont tijdens de voorgaande oefeningen, wordt er een grotere rotatiecomponent in de oefeningen gebracht, zoals het zijwaarts gooien van een bal tegen de muur, het roteren in een recht vlak met de pulley of een halter op een stabiele ondergrond en vervolgens het roteren met een pulley op een instabiele ondergrond, bijvoorbeeld op een bosubal.

Om de bovenbeenspieren steeds zwaarder te belasten, kunnen de kniehoeken steeds dieper worden gemaakt. Door de ogen te sluiten worden de oefeningen nog veel lastiger qua balans.

3.9 Speedladdertraining

Allerlei speedladderoefeningen kunnen worden uitgevoerd in voorwaartse en zijwaartse richting (◘ fig. 3.28).

3.10 Sprinttraining

Allerlei sprintvormen (◘ fig. 3.29) kunnen worden uitgevoerd met pionnen in een vijfhoek. Uiteraard kunnen ook andere opstellingen gebruikt worden. De patiënt kan voorwaarts, achterwaarts en zijwaarts van de ene naar de andere pion sprinten en ook kan het accent gelegd worden op het keren bij de pion (rotatiecomponent).

3.11 Sprongtraining

De sprongvormen worden onder andere opgebouwd van tweebenige naar eenbenige sprongen, van een stabiele naar een instabiele ondergrond en van springen in een recht vlak (voor-achterwaarts of zijwaarts) naar sprongen met een rotatiecomponent erin.

NB: Let bij alle sprongvormen goed op dat er bij de landing geen dynamische knievalgus optreedt (▶ par. 2.2.3).

3.11.1 Squat met sprong (◘ fig. 3.30)

Vanuit squatpositie wordt zo hoog mogelijk gesprongen met de handen in de zij. Dit kan zowel met invering (countermovement jump) als zonder invering (squat jump) door de benen, afhankelijk van of men wel of geen prestretch wil trainen. Tevens kan gekozen worden voor wel of geen armzwaai.

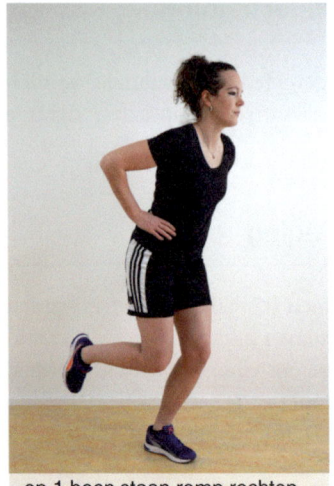
op 1 been staan romp rechtop

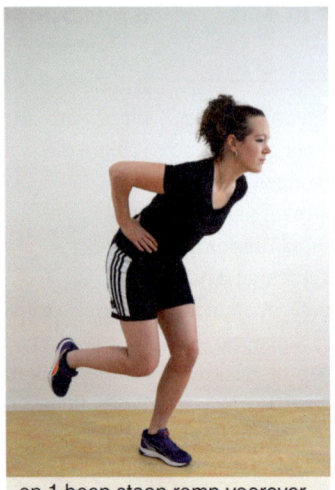
op 1 been staan romp voorover

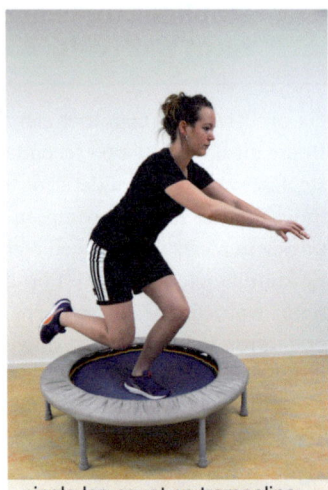
single leg squat op trampoline

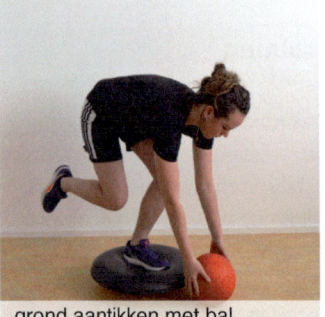
grond aantikken met bal

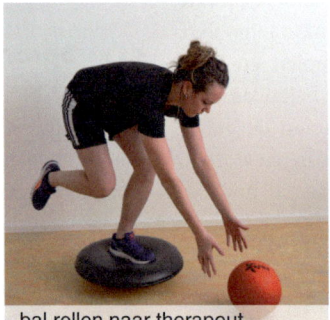
bal rollen naar therapeut

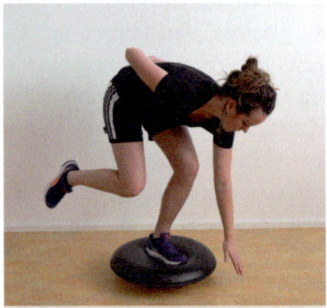
grond aantikken met 1 hand

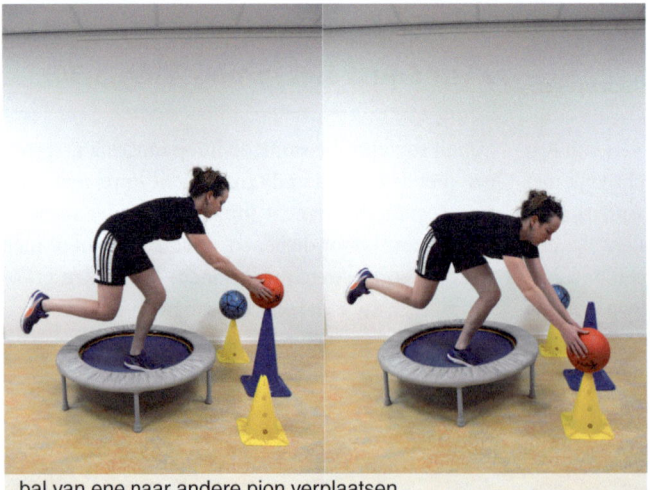
bal van ene naar andere pion verplaatsen

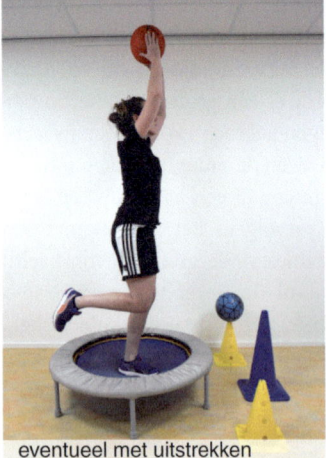
eventueel met uitstrekken tussendoor

Figuur 3.26 Stabiliteitsoefeningen in een recht vlak

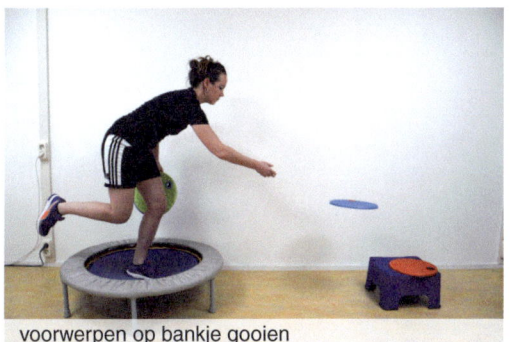
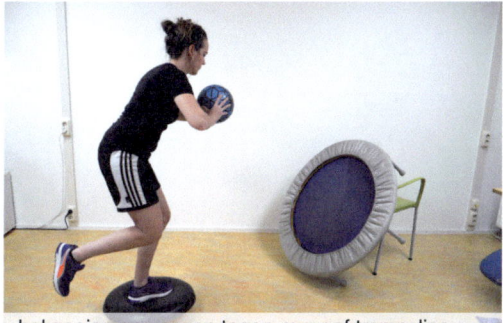

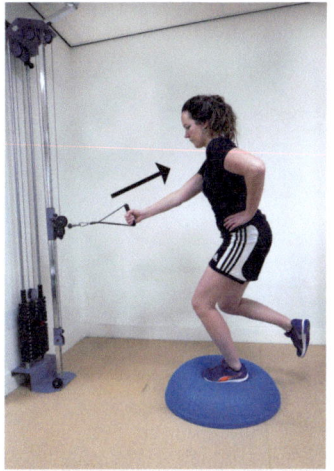
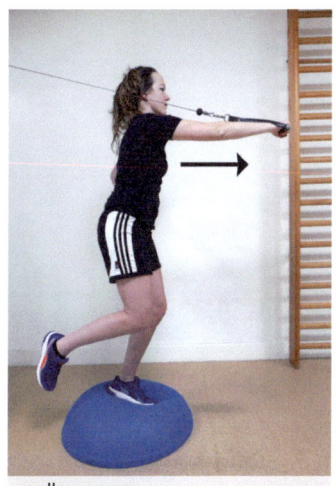
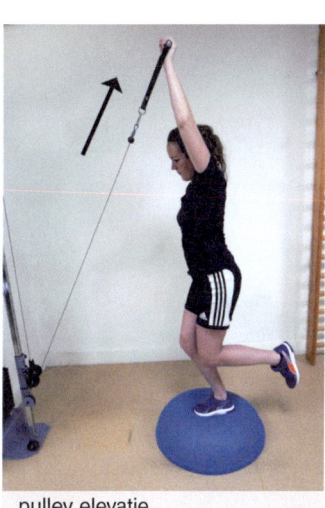

Figuur 3.26 Stabiliteitsoefeningen in een recht vlak (vervolg)

3.11.2 Split squat met sprong (fig. 3.31)

De split squat wordt uitgevoerd waarbij een zo hoog mogelijke sprong gemaakt wordt en vervolgens weer in dezelfde positie geland wordt. De handen worden hierbij in de zij gehouden.

3.11.3 Lunge met wisselsprong (fig. 3.32)

De lunge wordt uitgevoerd waarbij een zo hoog mogelijke sprong wordt gemaakt en in de lucht de voeten van positie worden verwisseld.

3.11.4 Eenbenige sprong voorwaarts (fig. 3.33)

Op één been wordt in voorwaartse richting over een minihorde gesprongen, waarbij in eerste instantie het landbeen niet gelijk is aan het sprongbeen en in een later stadium het landbeen hetzelfde been is als het sprongbeen.

3.11.5 Eenbenige sprong zijwaarts (fig. 3.34)

Op één been wordt in zijwaartse richting over een minihorde gesprongen, waarbij in eerste instantie het landbeen niet gelijk is aan het sprongbeen en in een later stadium het landbeen hetzelfde been is als het sprongbeen.

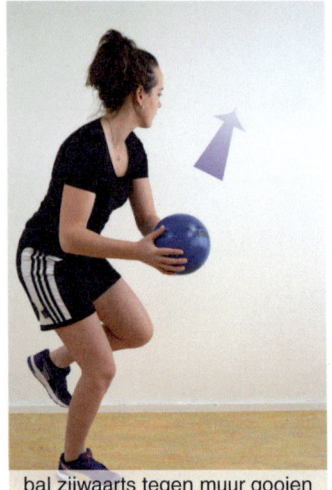
bal zijwaarts tegen muur gooien

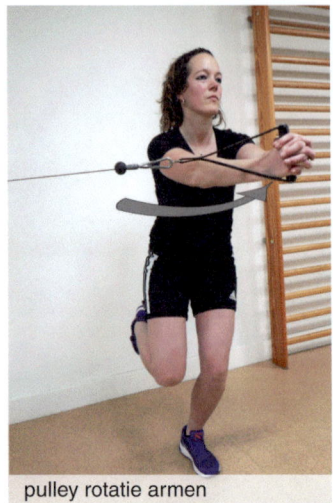
pulley rotatie armen

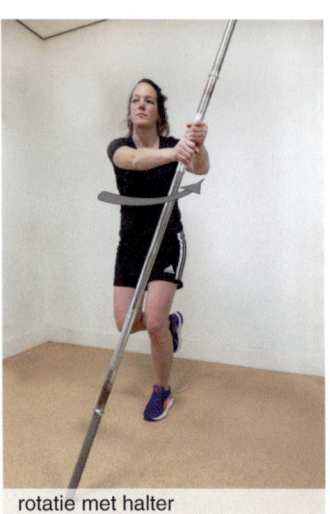
rotatie met halter

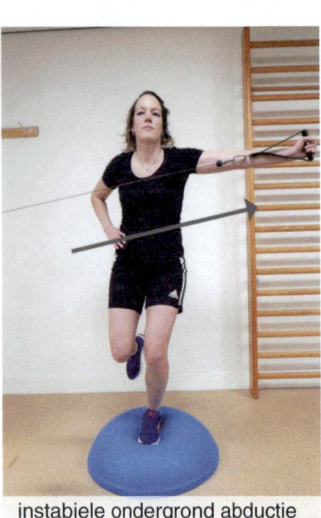
instabiele ondergrond abductie

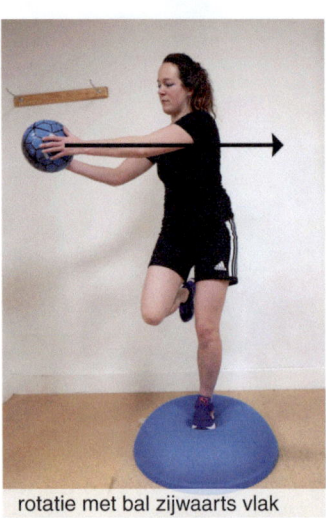
rotatie met bal zijwaarts vlak

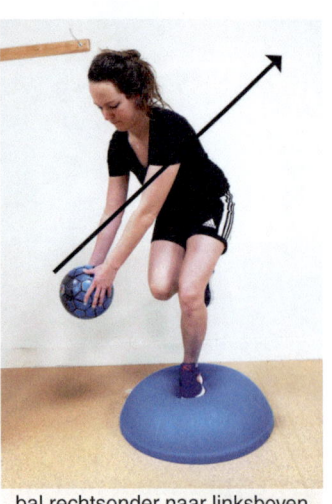
bal rechtsonder naar linksboven

◘ **Figuur 3.27** Stabiliteitsoefeningen in een rotatoir vlak

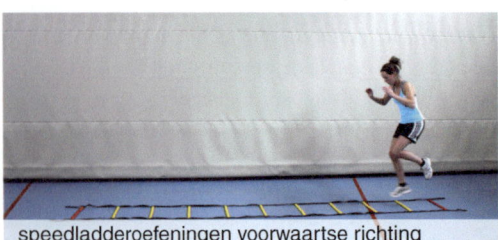
speedladderoefeningen voorwaartse richting

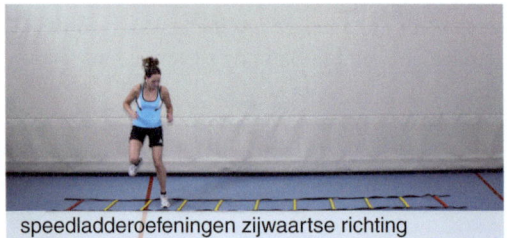
speedladderoefeningen zijwaartse richting

◘ **Figuur 3.28** Speedladdertraining

3.11 · Sprongtraining

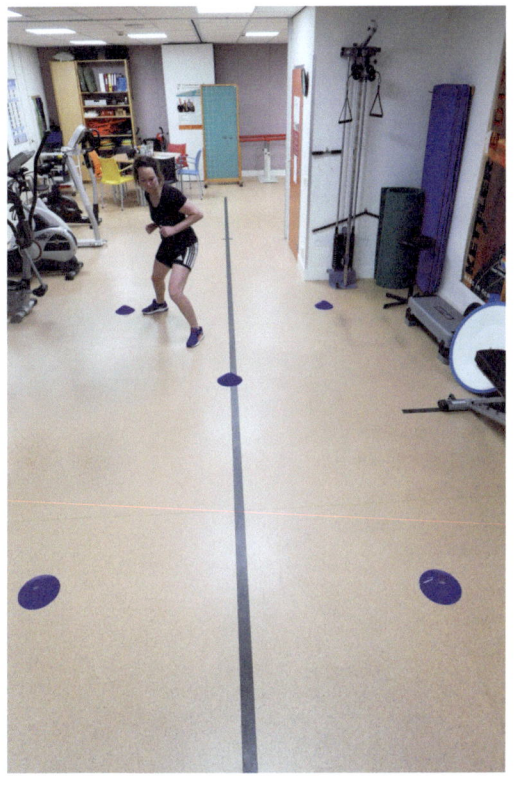 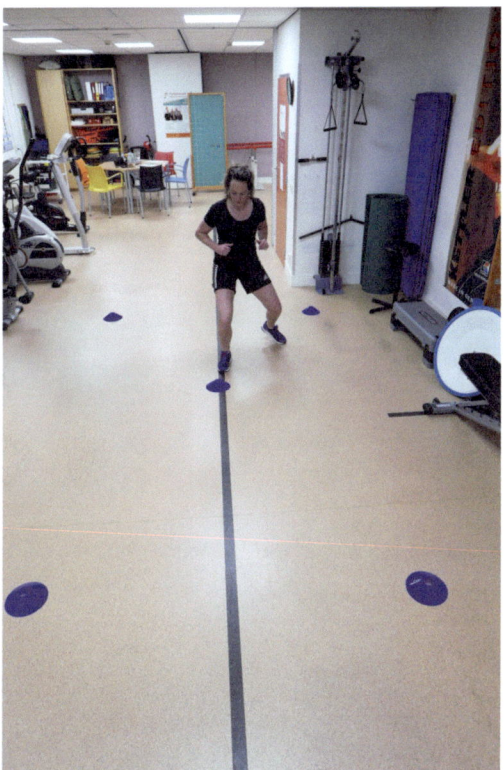

Figuur 3.29 Sprinttraining

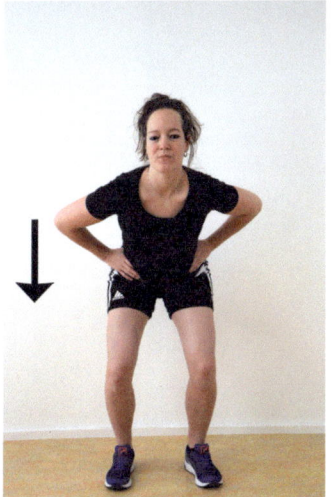 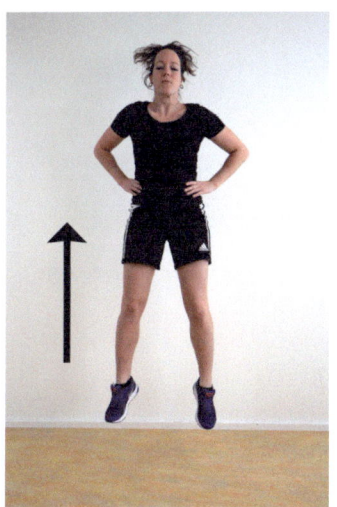 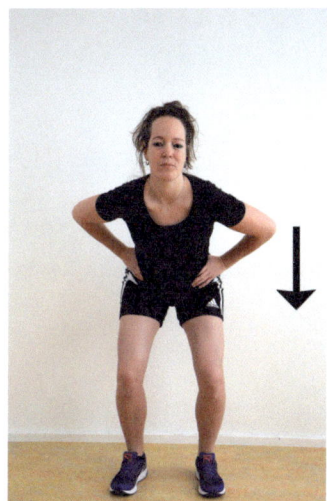

Figuur 3.30 Squat met sprong: inveren, opspringen en neerkomen

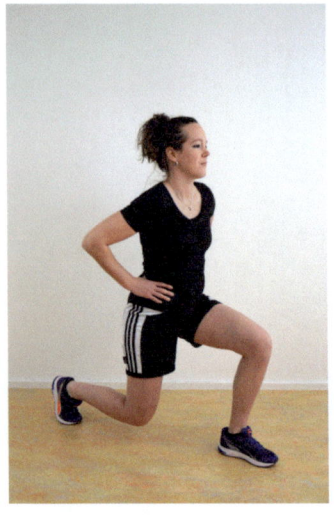 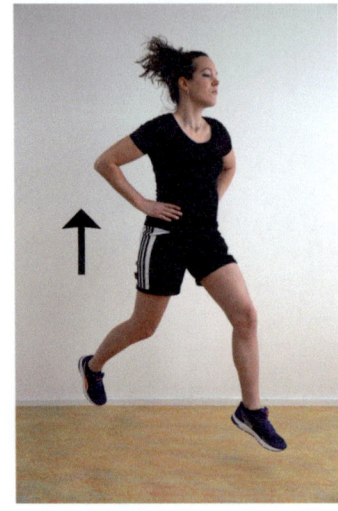 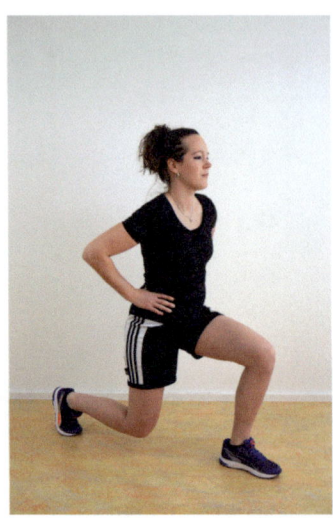

◘ **Figuur 3.31** Split squat met sprong: beginpositie, sprong en eindpositie

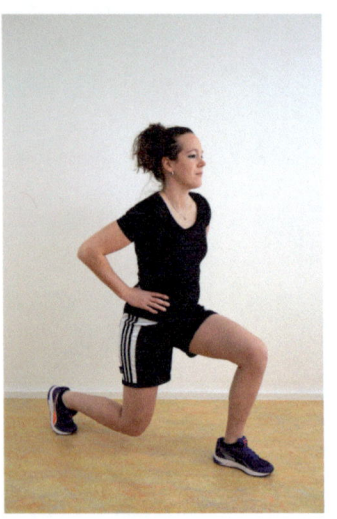 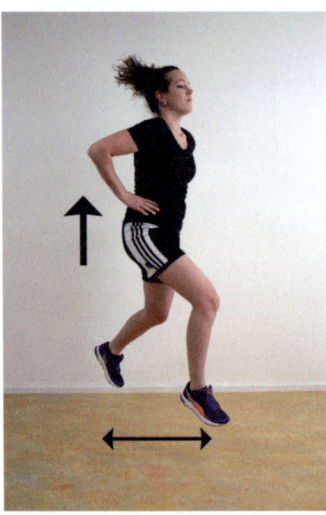 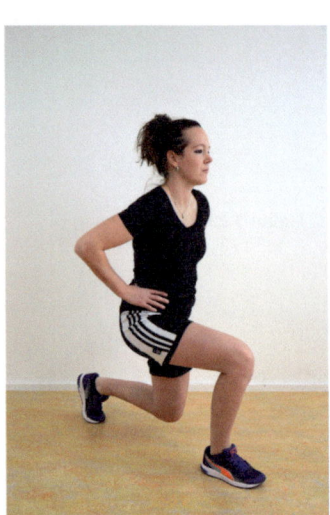

◘ **Figuur 3.32** Lunge met wisselsprong: beginpositie, sprong en eindpositie

3.11 · Sprongtraining

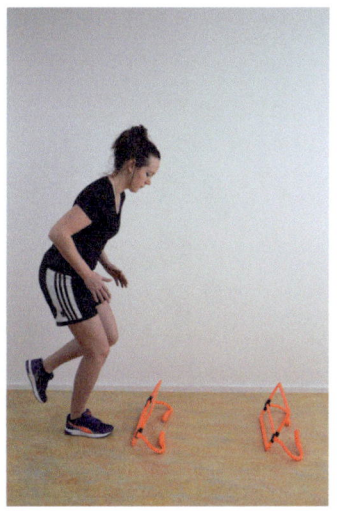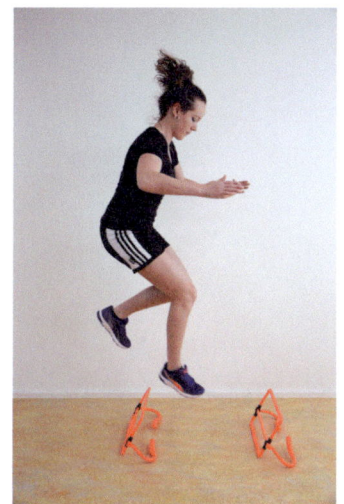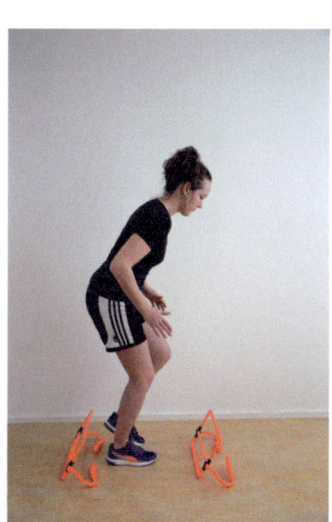

Figuur 3.33 Eenbenige sprong voorwaarts: beginpositie, sprong en eindpositie

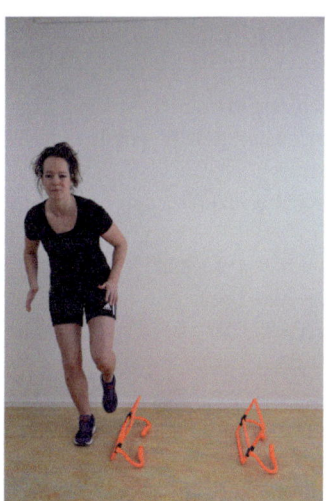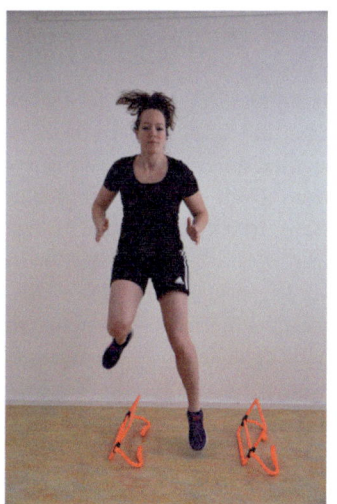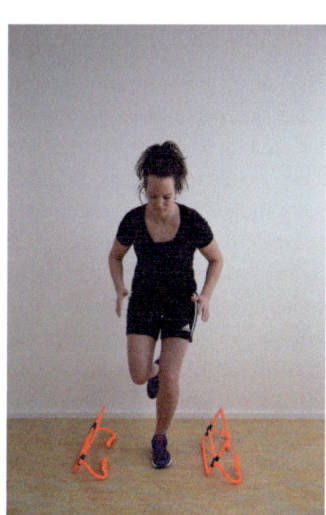

Figuur 3.34 Eenbenige sprong zijwaarts: beginpositie, sprong en eindpositie

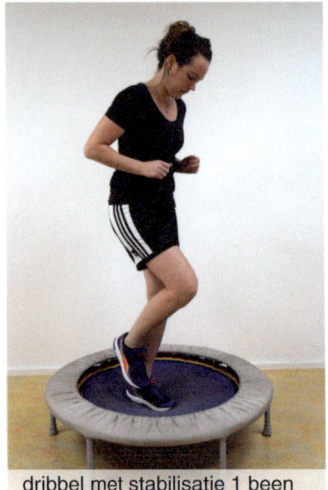 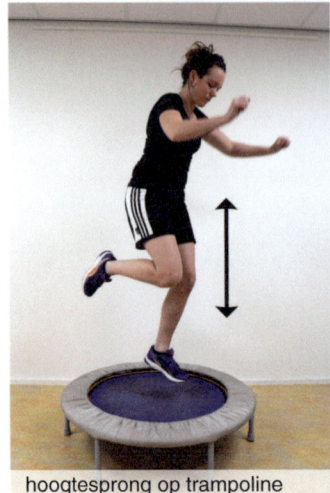 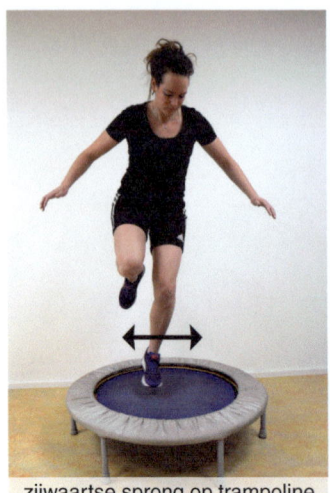

dribbel met stabilisatie 1 been | hoogtesprong op trampoline | zijwaartse sprong op trampoline

Figuur 3.35 Trampolinesprongen

3.11.6 Trampolinesprongen (fig. 3.35)

Diverse sprongen op de trampoline kunnen worden uitgevoerd, zoals de dribbel waarbij men telkens na 3–5 stappen enkele seconden stil blijft staan op één been, de hoogtesprong waarbij zo hoog mogelijk op één been gesprongen wordt en de zijwaartse sprong op de trampoline waarbij van de ene naar de andere kant gesprongen wordt. Bij de hoogtesprong en zijwaartse sprong kan geland worden op het sprongbeen of het andere been. Ook hierbij kan men steeds na een sprong enkele seconden stil blijven staan.

3.11.7 Tweebenige sprongen op de bosubal (fig. 3.36)

Allerlei tweebenige sprongen kunnen worden uitgevoerd op de bosubal, zoals de sprong waarbij de patiënt met beide voeten naast de bosubal staat en erop springt, de hoogtesprong waarbij de patiënt zo hoog mogelijk springt, de voorwaartse sprong waarbij de patiënt vanaf de grond in voorwaartse richting op de bosubal springt en de zijwaartse sprong op de bosubal.

3.11.8 Eenbenige sprongen op de bosubal (fig. 3.37)

Allerlei eenbenige sprongen kunnen worden uitgevoerd op de bosubal, waarbij de volgende opbouw gemaakt kan worden:
- Afzetten met twee benen en landen op het aangedane been.
- Afzetten met het niet-aangedane been en landen op het aangedane been.
- Afzetten met het aangedane been en landen op het aangedane been.

Opbouw qua sprongrichting gebeurt van een voorwaarts vlak naar een zijwaarts vlak:
- Afzetten naar opzij met twee benen en landen op het aangedane been.
- Afzetten naar opzij met het niet-aangedane been en landen op het aangedane been.
- Afzetten naar opzij met het aangedane been en landen op het aangedane been.

Verder kunnen eenbenige hoogtesprongen op de bosubal worden gemaakt en wordt er toegewerkt naar een rotatiecomponent in de sprong, zoals een sprong met een kwartdraai.

3.11 · Sprongtraining

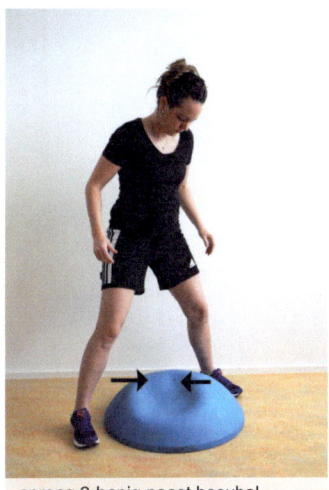
sprong 2-benig naast bosubal

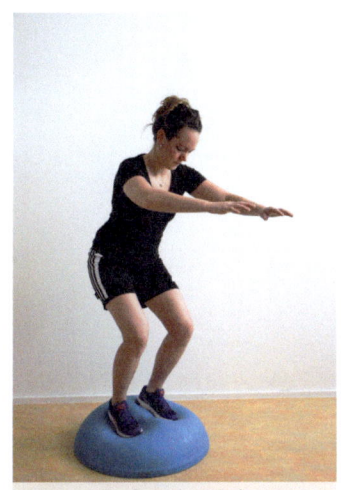
sprong 2-benig op bosubal

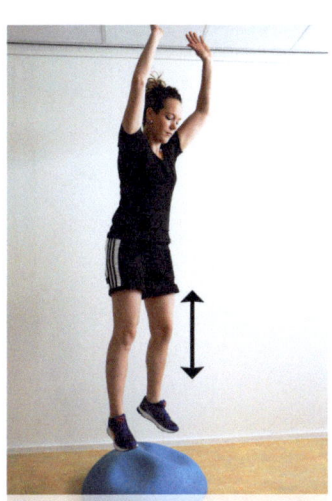
hoogtesprong 2-benig op bosubal

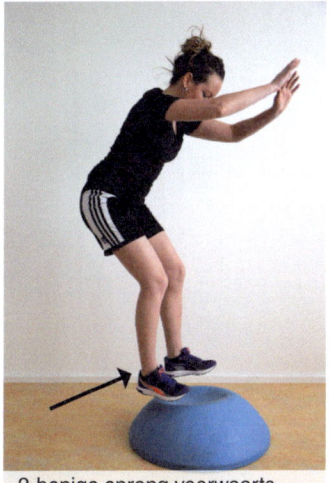
2-benige sprong voorwaarts

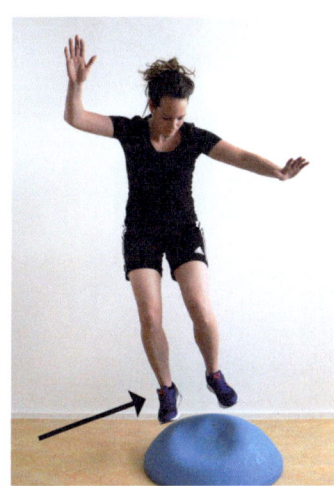
2-benige sprong zijwaarts

Figuur 3.36 Tweebenige sprongen op de bosubal

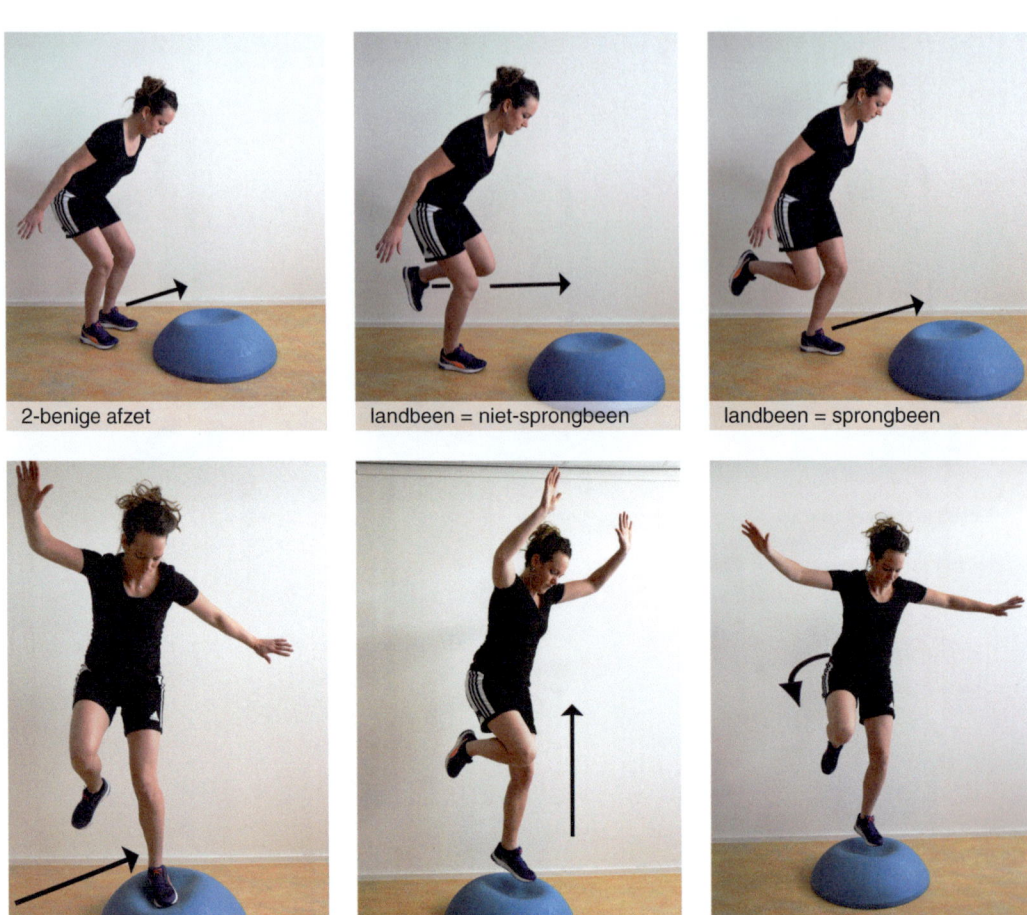

Figuur 3.37 Eenbenige sprongen op de bosubal

Het mediaal collateraal ligamentletsel

Patty Joldersma

Samenvatting

Een 23-jarige ijshockeyer scheurt tijdens een wedstrijd het mediale collaterale ligament van de knie. ▶Hoofdstuk 4 begint met het verhaal van deze patiënt en hoe hij drie weken later hiervoor door de fysiotherapeut onderzocht wordt. Vervolgens beschrijft het hoofdstuk de bevindingen bij het onderzoek drie weken na het trauma. De symptomatologie is die van een 'klassiek' mediaal ligamentletsel. De bespreking na de patiëntencasus gaat dieper in op het mediale ligamentletsel. De anatomie en functie van de mediale band worden besproken evenals het ongevalmechanisme. Ten slotte wordt aandacht besteed aan de conservatieve therapie: oefeningen spelen hierin de belangrijkste rol.

4.1 Voorbeeldcasus – 52
4.1.1 Bevindingen bij onderzoek – 52

4.2 Bespreking – 52
4.2.1 Nachtelijke pijn – 52
4.2.2 Ontstaansmechanisme – 53
4.2.3 Pellegrini-Stieda – 53

4.3 Tests – 54

4.4 Therapie – 54
4.4.1 Conservatieve therapie – 54
4.4.2 Opbouw van de oefeningen – 55
4.4.3 Operatieve therapie – 55

4.5 Oefenprogramma – 55

4.6 Nadere informatie – 55

Literatuur – 56

© Bohn Stafleu van Loghum is een imprint van Springer Media B.V., onderdeel van Springer Nature 2018
P. Joldersma en K. van Nugteren (Red.), *Oefenprogramma's voor de knie*, Orthopedische Casuïstiek,
https://doi.org/10.1007/978-90-368-2192-6_4

4.1 Voorbeeldcasus

Een 23-jarige ijshockeyer voelt tijdens een ijshockeywedstrijd een felle pijnscheut in zijn rechterknie als hij een abrupte draaibeweging maakt. Hij kan de wedstrijd nog wel uitspelen, maar heeft de eerste paar dagen na het voorval behoorlijke last van zijn knie. De knie is in geringe mate gezwollen en een beetje warm. De patiënt ervaart geen doorzakgevoelens of slotverschijnselen.

Een week later wordt de pijn minder, maar is nog wel duidelijk aanwezig aan de mediale zijde van zijn knie. Hij voelt de pijn vooral als hij omdraait tijdens lopen en 's nachts als hij in bed ligt; hij slaapt gewoonlijk in zijlig. Er zijn verder geen klachten in rust. De patiënt besluit twee weken na het oplopen van het letsel bij de huisarts langs te gaan, omdat de pijnklachten zijn trainingen belemmeren en hij midden in het ijshockeyseizoen zit. De huisarts vermoedt een letsel van het mediale collaterale ligament (mcl) en stuurt de patiënt door naar de fysiotherapeut voor revalidatie. De patiënt wordt drie weken na het letsel gezien door de fysiotherapeut.

4.1.1 Bevindingen bij onderzoek

- Er is licht temperatuurverschil: de aangedane knie is iets warmer aan de mediale zijde.
- Er is geen hydrops aanwezig.
- Hurken provoceert de pijn aan de mediale zijde van de knie.
- Onbelaste flexie en extensie zijn volledig mogelijk.
- De valgusstresstest met de knie in 30° flexie provoceert herkenbare pijn aan de mediale zijde en er bestaat lichte speling in valgusrichting, vergeleken met de andere zijde.
- De valgusstresstest met een gestrekte knie geeft geen klachten.
- De McMurraytest is pijnlijk wanneer valgusstress en exorotatie aan de knie wordt gegeven.
- Voorstekruisbandtests en andere meniscustests, zoals de Thessalytest en Ege's test zijn negatief.
- Er is sprake van drukpijn op het mediale collaterale ligament.

Voor de uitvoering van het basisfunctieonderzoek en de toegevoegde tests zie de bijlagen I tot en met IV achterin dit boek.

4.2 Bespreking

In deze casus is er sprake van een gering geïsoleerd mediaal collateraal ligamentletsel (mcl-laesie).

Het mcl (◻fig. 4.1) is de primaire statische stabilisator aan de mediale zijde van het kniegewricht en is belangrijk voor het tegengaan van valgusstress en exorotatie van de tibia. Tevens helpt het anterieure translatiekrachten van de tibia tegen te gaan [1]. Omdat het mcl een extra-articulaire structuur is, zal er bij een klein geïsoleerd mcl-letsel geen hydrops of slechts een lichte hydrops ontstaan.

Een mcl-letsel komt niet vaak geïsoleerd voor. Een gecombineerd letsel van de voorste kruisband en de mediale band is het meest voorkomende multiligamentaire letsel aan de knie en gaat meestal gepaard met een totale mcl-ruptuur [1]. De pijnklachten zijn bij een partiële mcl-ruptuur vaak veel heviger dan bij een totale ruptuur [2]. Als een mcl-laesie gepaard gaat met een voorstekruisbandruptuur en mediaal meniscusletsel wordt dit ook wel de unhappy triad genoemd.

Omdat mcl-letsels vaak gepaard gaan met ander knieletsel, veelal intra-articulair, zoals voorste- of (zelden) achterstekruisbandletsel, meniscusletsel (mediaal en/of lateraal), letsel van het posteromediale gewrichtskapsel, lateraal collateraal bandletsel en bone bruises, zijn de anamnese en goed klinisch onderzoek van belang om ander letsel op te sporen of uit te sluiten [2]. In de anamnese dient onder andere uitgevraagd te worden of er sprake was van een zwelling van de knie na het trauma en hoe snel deze ontstond, want een mcl-letsel gaat in veel gevallen gepaard met intra-articulair letsel. Dit bepaalt de duur en inhoud van het revalidatietraject.

4.2.1 Nachtelijke pijn

In de anamnese wordt bij een mcl-letsel vaak nachtelijke pijn aangegeven omdat de meeste mensen op de zij slapen. Als de knieën dan op elkaar liggen,

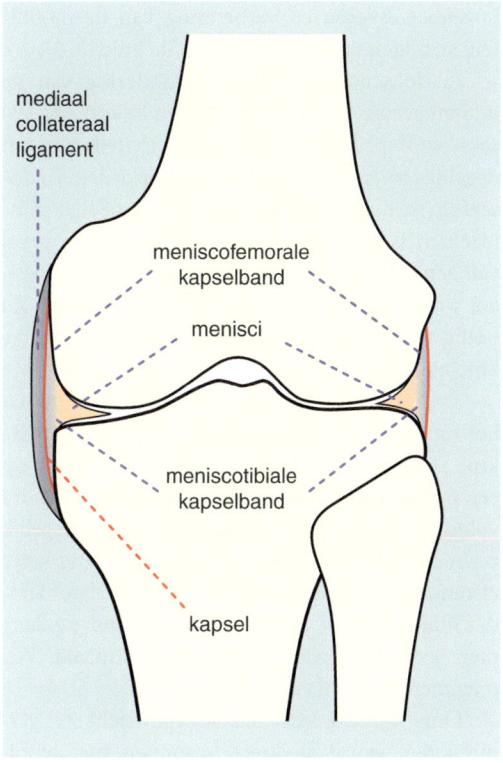

□ Figuur 4.1   Het mcl bevindt zich buiten het gewrichtskapsel (rode lijn)

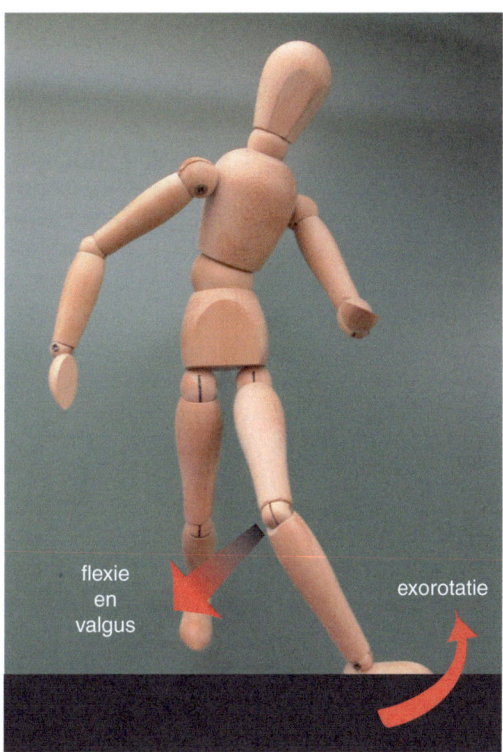

□ Figuur 4.2   Een exorotatie-valgustrauma

geeft dit mechanische druk op het mcl. Tevens kan gemakkelijk valgusstress in de knie ontstaan tijdens het slapen op de zij, wanneer het aangedane been boven ligt en de aangedane knie voor de andere knie op het matras rust. Tijdens de slaap zijn de beenspieren ontspannen, dus is de stabiliteit van de knie volledig aangewezen op ligamenten.

4.2.2   Ontstaansmechanisme

Mcl-laesies zijn de meest voorkomende bandletsels van de knie. 7,9 % van alle knieblessures betreft een letsel van het mcl [1]. Een mcl-letsel komt veel voor bij jonge sporters en ontstaat vaak als gevolg van een exorotatie-valgustrauma. Hierbij wordt een abrupte draaibeweging in de knie gemaakt waarbij het bovenbeen naar binnen draait (endorotatie femur), terwijl het onderbeen op de grond blijft staan (exorotatie tibia) [3]. Dit gebeurt bij sporten waarbij frequente plotselinge richtingsveranderingen voorkomen, zoals voetbal, hockey, basketbal (pivoteren), ijshockey en skiën [2, 3]. Ook kan een mcl-letsel ontstaan als gevolg van een directe klap tegen de buitenzijde van de knie, bijvoorbeeld bij direct contact met een tegenstander die valt of tegen de buitenzijde van de knie trapt (valgustrauma) (□fig. 4.2).

4.2.3   Pellegrini-Stieda

In geval van een progressieve flexiebeperking na een mcl-letsel waarbij de extensie van de knie normaal mogelijk is, moet worden gedacht aan het syndroom van Pellegrini-Stieda. Hierbij is er sprake van een verkalking van het mcl ter plaatse van het tuberculum adductorium, de origo van het mcl. De klachten en verkalking verdwijnen gewoonlijk spontaan binnen enkele maanden tot circa twee jaar.

4.3 Tests

Om een mcl-letsel klinisch te diagnosticeren wordt het ligament in het verloop gepalpeerd en wordt de valgusstresstest uitgevoerd. Een positieve valgusstresstest met de knie in 30° flexie wijst op een mediaal bandletsel. Als de valgusstresstest met de knie in extensie positief is, is er sprake van een ernstiger letsel, waarbij het posteromediale gewrichtskapsel betrokken kan zijn. Een valgustrauma van een gestrekte knie kan gemakkelijk leiden tot een ruptuur van een deel van het posteromediale kapsel, omdat deze bij extensie van de knie op spanning komt.

4.4 Therapie

De behandeling van mcl-letsel is afhankelijk van de ernst van het letsel. Mcl graad 1 en 2 letsels worden conservatief behandeld, terwijl graad 3 letsels (▶bijlage III) meestal operatief worden behandeld omdat ze veelal gepaard gaan met ernstig bijkomend letsel zoals een voorstekruisbandruptuur.

In tegenstelling tot veel andere ligamentaire letsels van de knie heeft het mcl een goede genezingstendens door de goede vascularisatie van dit ligament. De meeste geïsoleerde mcl-letsels genezen dan ook zonder problemen. Herstel van een mcl-letsel duurt afhankelijk van de ernst enkele weken tot een jaar. Gemiddeld herstelt een mcl-letsel graad 2 binnen drie tot acht weken [3].

De resultaten van conservatieve therapie bij een mcl-letsel zijn zeer succesvol met hoge percentages van terugkeer naar sport [2, 4].

Bij conservatieve behandeling van een gecombineerd mcl-letsel, partiële voorstekruisbandruptuur en meniscusletsel wordt de nabehandelingsaanpak van een voorstekruisbandruptuur aangehouden aangezien deze meer tijd nodig heeft om te herstellen.

4.4.1 Conservatieve therapie

De conservatieve behandeling van een mcl-letsel bestaat voornamelijk uit oefentherapie gericht op progressieve spierversterking van de bovenbeenspieren en verbetering van de mobiliteit, stabiliteit en coördinatie van de knie [2, 5].

In de acute fase staat vermindering van de pijn en eventueel zwelling – indien bijkomend letsel – voorop. Pijnprovocerende activiteiten in het dagelijks leven dienen vermeden te worden. Gedoseerde rust en eventueel koelen bij hevige pijnklachten is de eerste dagen van belang. In geval van een ernstig letsel (totale ruptuur) kan de patiënt worden aangeraden met krukken te lopen. Zo nodig wordt gedurende enkele weken een stevige kniebrace gedragen.

Zodra de ergste pijn verdwenen is, volstaat het om veelvuldig lichtbelast te bewegen met de knie. Regelmatig fietsen, eventueel beginnen op een hometrainer, is een goede mogelijkheid zodra voldoende (100–110°) flexie in de knie mogelijk is. In een later stadium kan men regelmatig korte afstanden wandelen, eerst met krukken, later zonder hulpmiddelen. Zwemmen is verstandig zolang men geen 'kikkerslag' met de benen maakt. Wel mag men borst- of rugcrawlen.

Om stijfheid van het kniegewricht te verminderen, wordt al direct begonnen met mobiliserende oefeningen binnen de pijngrens [2]. Zodra steunen op het been pijnvrij is, kunnen stabilisatie-oefeningen worden uitgevoerd, waarbij de moeilijkheidsgraad geleidelijk wordt opgevoerd. Zo kunnen de stabilisatie-oefeningen op een instabiele ondergrond, met dubbeltaken of met de ogen dicht worden uitgevoerd.

Op geleide van de pijn wordt ook al snel in de revalidatie met krachttraining van de quadriceps begonnen. Vaak kan deze spier door krachtsverlies de knie onvoldoende stabiliseren en worden de passieve structuren (weke delen) waaronder het mcl van de knie meer belast. Quadricepsoefeningen worden zowel in open als gesloten keten uitgevoerd.

Naast het versterken van de quadriceps is het zinvol ook de meer naar mediaal gelegen dorsale spieren, zoals de m. gracilis en mm. semimembranosus en semitendinosus, te trainen. Deze spieren vormen namelijk de dynamische stabilisatoren van het mediale kniecomplex.

De m. gracilis wordt vanzelf meegetraind bij het uitvoeren van allerlei squatvormen met een brede voetpositie zoals de sumo squat.

De m. vastus medialis van de quadriceps is gelegen aan de mediale zijde van de knie en stabiliseert tijdens contractie ook het mediale bandcomplex. Echter omdat de vastus medialis niet geïsoleerd trainbaar is, wordt deze met het versterken van de gehele quadriceps mee getraind.

De speedladder kan worden gebruikt om coördinatie te trainen en snelheid van het voetenwerk op te voeren. Ook hiervoor geldt de opbouw van oefenvormen van voor-achterwaarts naar zijwaarts en diagonaal met vervolgens een rotatiecomponent erin.

De belasting wordt geleidelijk opgevoerd naar meer sportspecifieke training. Zodra de spierkracht en stabiliteit zijn verbeterd en de patiënt geen pijnklachten meer ervaart in het dagelijks leven, kan begonnen worden met sportspecifieke training, inclusief plyometrische oefeningen indien van toepassing voor de patiënt [3, 5].

Alle oefeningen kunnen verzwaard worden door een instabiele ondergrond (balanskussen, trampoline, bosubal of oefentol), door dubbeltaken (hoofddraaien, arm zwaaien, ballen gooien) of door de ogen te sluiten.

> **Spierkracht opbouwen**
>
> Men begint de krachttraining met een lage intensiteit en veel herhalingen, bijvoorbeeld drie setjes van 20 à 25 herhalingen op 50 % van de 1RM. De training wordt in de loop van de revalidatie opgebouwd naar een steeds hogere intensiteit met minder herhalingen, bijvoorbeeld drie setjes van 5 tot 12 herhalingen op 80–95 % van de 1RM. Waar men uiteindelijk mee eindigt, is afhankelijk van het uiteindelijke activiteiten- of sportniveau van de patiënt.

4.4.2 Opbouw van de oefeningen

Als steunen op het been nog pijnlijk is, kan begonnen worden met openketenoefeningen. Als dit pijnvrij mogelijk is, wordt hier al vroeg mee begonnen om atrofie van de quadriceps te voorkomen/minimaliseren.

Zodra de pijn vrijwel verdwenen is, worden gedoseerde geslotenketenoefeningen opgenomen in het schema. De belasting wordt opgevoerd door de oefeningen bilateraal (tweebenig) en vervolgens unilateraal (eenbenig) uit te voeren en door in een steeds grotere range of motion te bewegen. In eerste instantie worden de krachtoefeningen alleen in het voor-achterwaartse vlak uitgevoerd om het mcl niet op spanning/rek te brengen en zo te ontlasten. Later in de revalidatie worden de oefeningen eendimensionaal in een zijwaarts en vervolgens in een diagonaal (schuin voor-achterwaarts) vlak uitgevoerd. Zodra ook dit goed gaat zonder pijnklachten, kunnen steeds lastigere oefeningen met een rotatiecomponent worden toegepast. Dit kan worden opgebouwd van bijvoorbeeld bilaterale squatoefeningen zonder rotatie naar unilaterale oefeningen met rotatie en vervolgens van minder naar meer intensieve sprongvormen waarin steeds grotere rotaties voorkomen.

4.4.3 Operatieve therapie

Een acute ernstige ruptuur van het mcl wordt, indien mogelijk, gehecht. Bij een langer bestaande mcl-ruptuur is dit vaak niet meer mogelijk. In dat geval kan men overwegen om een chirurgische reconstructie van het mediale collaterale ligament uit te voeren.

4.5 Oefenprogramma

Een concreet oefenprogramma voor het mcl-letsel is te vinden in ▶ H. 5.

4.6 Nadere informatie

Nadere informatie en uitgebreidere casuïstiek over deze aandoening zijn te vinden in een eerdere uitgave van Orthopedische Casuïstiek: *Onderzoek en behandeling van de knie,* ▶ H. 2 en 3.

Literatuur

1. Andrews K, Lu A, Mckean L, Ebraheim N. Review: medial collateral ligament injuries. J Orthop. 2017 Aug 15;14(4):550–4.
2. Phisitkul P, James SL, Wolf BR, Amendola A. MCL injuries of the knee: current concepts review. Iowa Orthop J. 2006;26:77–90.
3. Frommer C, Masaracchio M. The use of patellar taping in the treatment of a patient with a medial collateral ligament sprain. N Am J Sports Phys Ther. 2009;4(2):60–9.
4. Naqvi U, Sherman Al. Knee, ligament, collateral medial injury. StatPearls. Treasure Island (FL): StatPearls Publishing; 2017 May 22.
5. Chen L, Kim PD, Ahmad CS, Levine WN. Medial collateral ligament injuries of the knee: current treatment concepts. Curr Rev Musculoskelet Med. 2008;1(2):108–13.

Oefenprogramma mcl-laesie

Patty Joldersma

Samenvatting
▶Hoofdstuk 5 beschrijft en illustreert een uitgebreid oefenprogramma dat gebruikt kan worden bij de conservatieve behandeling van het mediale ligamentletsel (mcl-laesie). Het hoofdstuk bevat meer dan 80 afbeeldingen van oefeningen.

5.1 Inleiding – 59

5.2 Mobilisatie-oefeningen van de knie – 59
5.2.1 Bungelen – 59
5.2.2 Knieflexie in buiklig en heel slides in ruglig – 59
5.2.3 Knieflexie-extensie met een bal – 59
5.2.4 Doorhangen van de knie in zit op een stoel – 59

5.3 Stabilisatie-oefeningen van de knie – 61
5.3.1 Op één been staan – 61
5.3.2 Balans in lungepositie – 61
5.3.3 Op één been staand een bal gooien en vangen – 61
5.3.4 Op één been staan met hoofdbewegingen – 63
5.3.5 Op één been staand met beenbewegingen drie pionnen aanraken – 63
5.3.6 In lungepositie met een bal stuiteren – 64
5.3.7 Met één been op een bosubal een pulley trekken – 64
5.3.8 Rotatoire oefeningen met pulley en bosubal – 64
5.3.9 Balansparcours – 66

© Bohn Stafleu van Loghum is een imprint van Springer Media B.V., onderdeel van Springer Nature 2018
P. Joldersma en K. van Nugteren (Red.), *Oefenprogramma's voor de knie*, Orthopedische Casuïstiek,
https://doi.org/10.1007/978-90-368-2192-6_5

5.4	**Spierversterkende oefeningen voor de quadriceps – 66**	
5.4.1	Leg extension in zit in open keten – 66	
5.4.2	Active straight leg raise (ASLR) in open keten – 66	
5.4.3	Partieel belaste quadricepsoefeningen in gesloten keten – 66	
5.4.4	Knie-extensie in stand bal tegen een muur drukken in gesloten keten – 66	
5.4.5	Bilaterale squat in een voor-achterwaarts vlak – 68	
5.4.6	Bilaterale lunges in een voor-achterwaarts vlak – 68	
5.4.7	Step-up step-down in een voor-achterwaarts vlak – 68	
5.4.8	Side lunge in een zijwaarts vlak – 71	
5.4.9	Quadricepsoefeningen in een rotatoir vlak – 71	
5.5	**Spierversterkende oefeningen voor de hamstrings (mm. semitendinosus en semimembranosus) – 73**	
5.5.1	Leg curl – 73	
5.5.2	Bruggetje – 73	
5.5.3	Good morning – 73	
5.6	**Spierversterkende oefeningen voor de m. gracilis – 73**	
5.6.1	Sumo squat – 73	
5.6.2	Sumo deadlift – 74	
5.7	**Speedladdertraining voor coördinatie en snelheid – 76**	

5.1 Inleiding

Het oefenprogramma in dit hoofdstuk kan worden gebruikt als conservatieve behandeling van een mediaal collateraal ligamentlaesie.

Het oefenprogramma bestaat uit:
- mobilisatie-oefeningen van de knie;
- stabilisatie-oefeningen van de knie;
- spierversterkende oefeningen voor de quadriceps;
- spierversterkende oefeningen voor de hamstrings (mm. semitendinosus en semimembranosus);
- spierversterkende oefeningen voor de gracilis;
- speedladdertraining voor de coördinatie en snelheid.

5.2 Mobilisatie-oefeningen van de knie

De volgende oefeningen kunnen worden toegepast als er sprake is van een bewegingsbeperking.

5.2.1 Bungelen (fig. 5.1)

Neem plaats op de rand van de bank en bungel het aangedane been ontspannen een of enkele minuten heen en weer.

5.2.2 Knieflexie in buiklig en heel slides in ruglig (fig. 5.2)

- Knieflexie in buiklig. Buig de knie zover als mogelijk richting bil en strek de knie vervolgens weer helemaal.
- Heel slides in ruglig. Buig de knie door de hak van het aangedane been naar de bil toe te schuiven. Strek de knie vervolgens weer helemaal door de voet naar voren te schuiven.

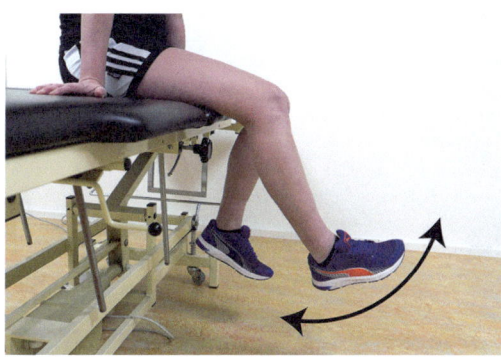

Figuur 5.1 Bungelen

5.2.3 Knieflexie-extensie met een bal (fig. 5.3)

- Knieflexie-extensie met een swissball. Plaats de voet van het aangedane been op de swissball. Breng de hak naar voren, zodat de knie volledig gestrekt wordt en buig de knie vervolgens weer door de voet naar achteren te bewegen op de bal.
- Knieflexie-extensie met een voetbal. Plaats de voet van het aangedane been op een voetbal en rol deze kleine stukjes voorwaarts en achterwaarts. Deze oefening is geschikt voor patiënten die in een beperkte range of motion kunnen of mogen bewegen met de knie.

5.2.4 Doorhangen van de knie in zit op een stoel (fig. 5.4)

Ga zitten met een gestrekte knie en leg de hiel op een stoel of tafelrand. Laat de knie ontspannen doorhangen. Als dit pijnlijk is of te veel trekt in de knieholte, kan het onderbeen meer naar proximaal ondersteund worden, bijvoorbeeld onder de kuit. Houd dit enkele minuten vol. De oefening kan verzwaard worden door een gewichtsmanchet net boven de patella op het bovenbeen te leggen. Dit wordt vooral gedaan bij een stuggere knie met een lage reactiviteit die maar moeizaam in extensie wil bewegen.

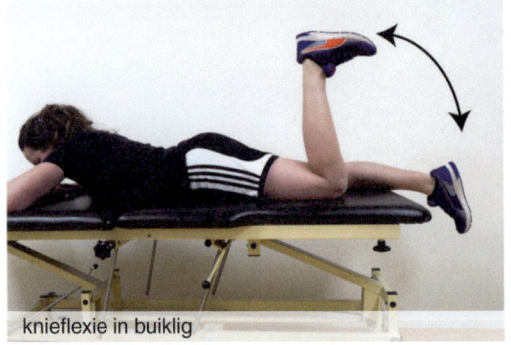

Figuur 5.2 Knieflexie in buiklig en heel slides in ruglig

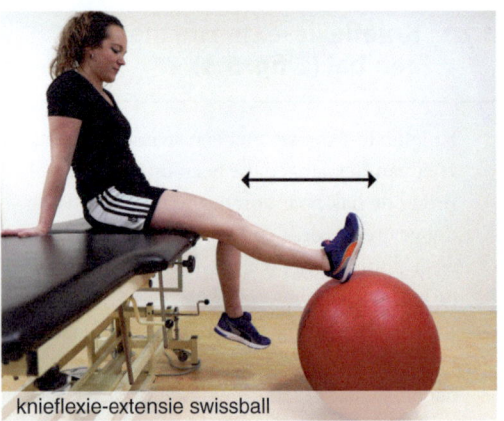

Figuur 5.3 Knieflexie-extensie met een bal

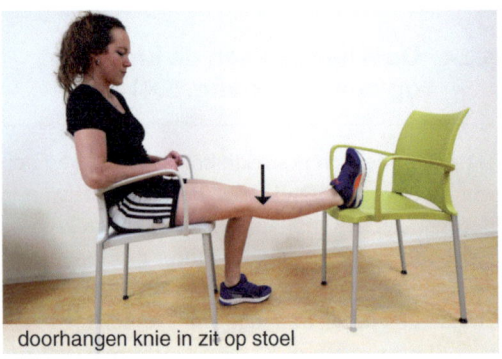 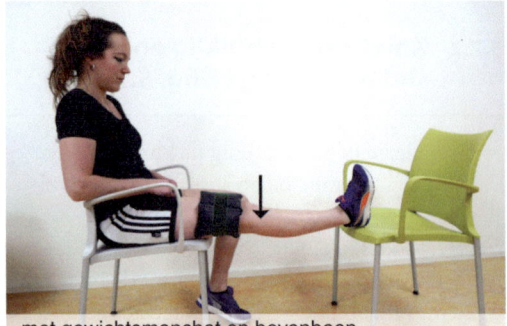

Figuur 5.4 Doorhangen van de knie in zit op een stoel

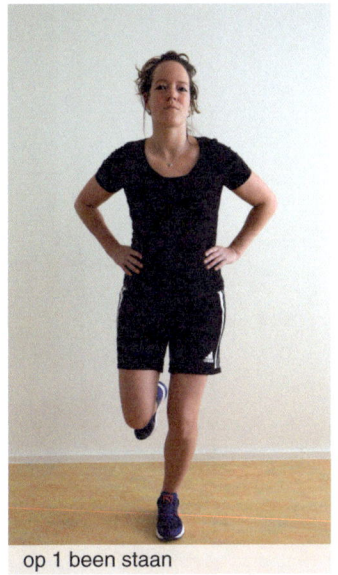 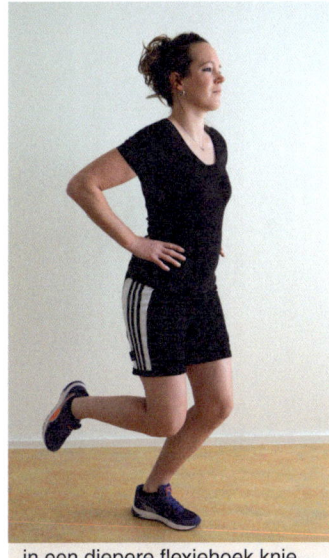 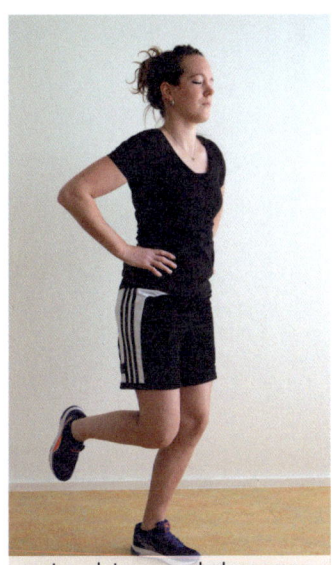

op 1 been staan | in een diepere flexiehoek knie | met gesloten ogen balanceren

Figuur 5.5 Op één been staan

5.3 Stabilisatie-oefeningen van de knie

De stabilisatie-oefeningen worden opgebouwd door eerst te bewegen in een recht (voor-achterwaarts of zijwaarts) vlak en uiteindelijk in een rotatoir vlak.

5.3.1 Op één been staan (fig. 5.5)

Ga op één been staan met een lichtgebogen knie. Bouw dit op tot 30 à 60 seconden. Lukt dit zonder problemen, maak het dan lastiger door de ogen dicht te doen of met dubbeltaken te werken, bijvoorbeeld door op één been staande dagelijkse activiteiten uit te voeren, zoals haren kammen, afwassen of tandenpoetsen. Tevens kunnen allerlei moeilijkere variaties op de oefeningen bedacht worden, zoals hoofd-, arm- en beenbewegingen. Om de bovenbeenspieren steeds zwaarder te belasten, kan de kniehoek steeds dieper worden gemaakt. Door de ogen te sluiten wordt ook deze oefening qua balans lastiger.

5.3.2 Balans in lungepositie (fig. 5.6)

Als op één been balanceren te lastig is, kunnen allerlei balansoefeningen worden uitgevoerd met de voeten in lungepositie. Hoe smaller het steunvlak (voeten recht voor elkaar), hoe meer er van de balans wordt gevraagd. Zo kunnen allerlei oefeningen worden gedaan met de voeten tegen elkaar, een grote pas en armbewegingen in zijwaartse richting. Talrijke variaties zijn mogelijk waarbij met armen, benen, hoofd, materialen en/of instabiele ondergronden wordt gewerkt.

5.3.3 Op één been staand een bal gooien en vangen (fig. 5.7)

Ga op één been staan waarbij de therapeut een bal gooit en de patiënt de bal moet vangen en teruggooien. De therapeut kan het moeilijker maken door de bal meer in zijwaartse richting te gooien en de grenzen van de patiënt op te zoeken.

De bal kan op allerlei manieren worden teruggegooid, zoals vanaf borsthoogte en bovenhands. Als thuisoefening kan de bal tegen de muur worden gegooid.

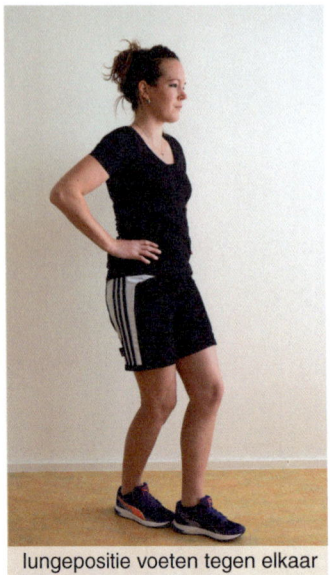 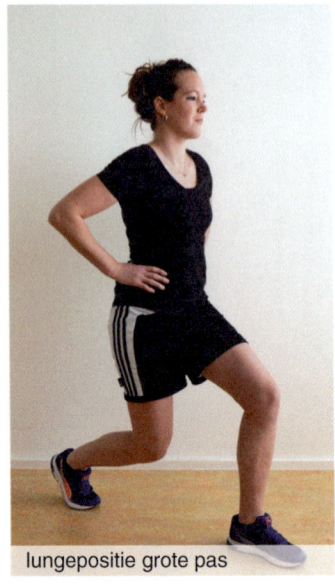 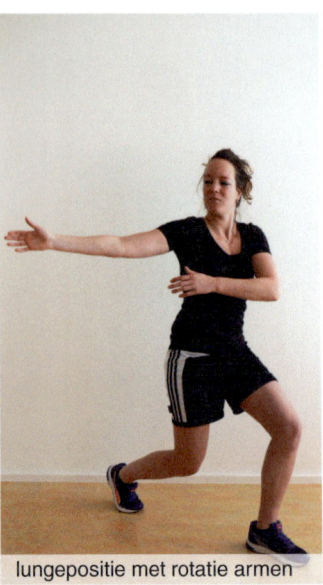

lungepositie voeten tegen elkaar | lungepositie grote pas | lungepositie met rotatie armen

Figuur 5.6 Balans in lungepositie

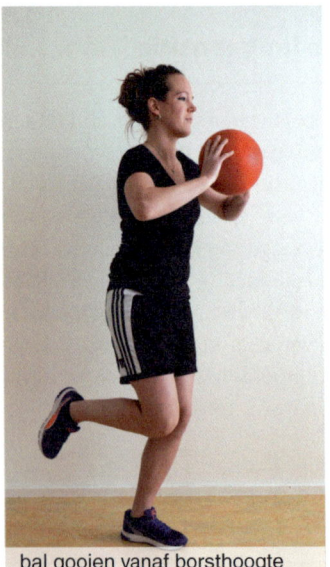 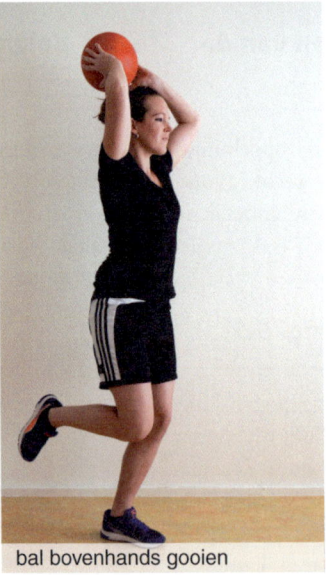 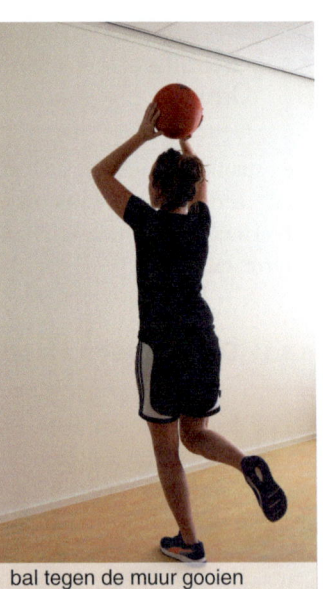

bal gooien vanaf borsthoogte | bal bovenhands gooien | bal tegen de muur gooien

Figuur 5.7 Op één been staand een bal gooien en vangen

5.3 · Stabilisatie-oefeningen van de knie

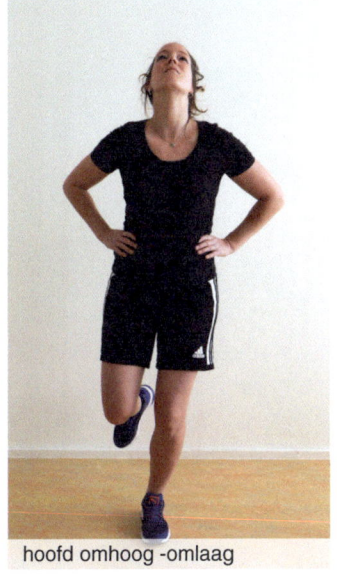
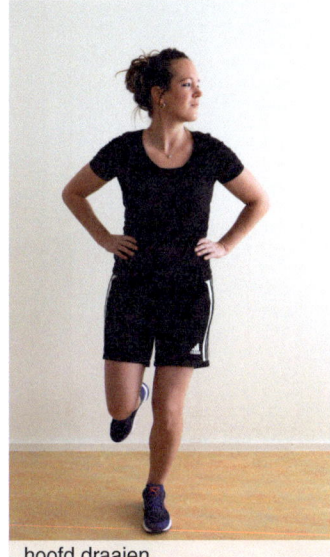
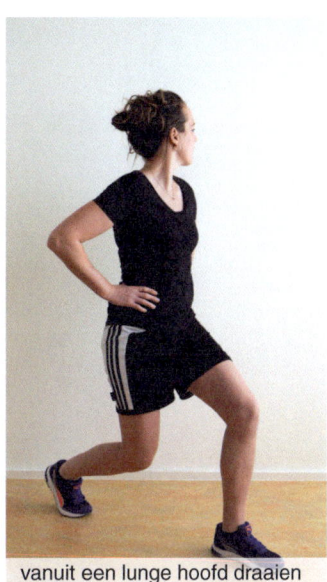

Figuur 5.8 Op één been staan met hoofdbewegingen

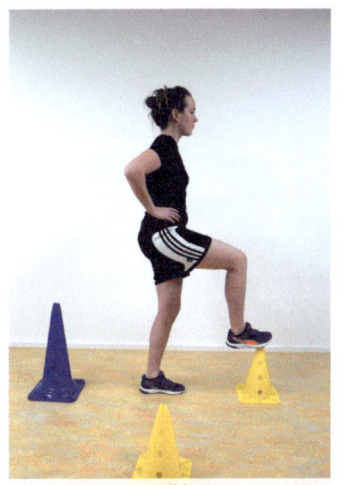
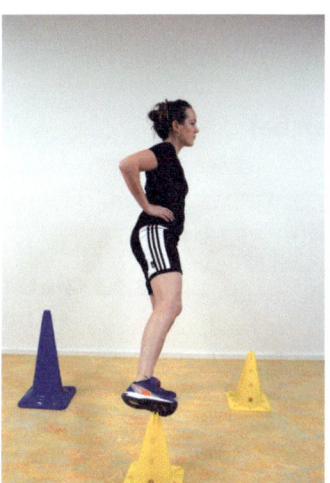
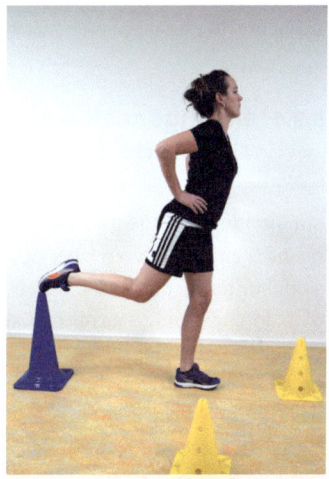

Figuur 5.9 Op één been staand met beenbewegingen drie pionnen aanraken

5.3.4 Op één been staan met hoofdbewegingen (fig. 5.8)

Ga op één been staan en beweeg het hoofd omhoog-omlaag of draai het hoofd van links naar rechts en weer terug. Is het te lastig om op één been te staan, dan kunnen deze oefeningen ook vanuit lungepositie worden gedaan.

5.3.5 Op één been staand met beenbewegingen drie pionnen aanraken (fig. 5.9)

Ga op één been staan en raak met de opgetilde voet de pionnen voorwaarts, zijwaarts en achterwaarts aan zonder dat deze omvallen. Hoe groter de afstand tussen de pionnen en het been, hoe lastiger de oefening.

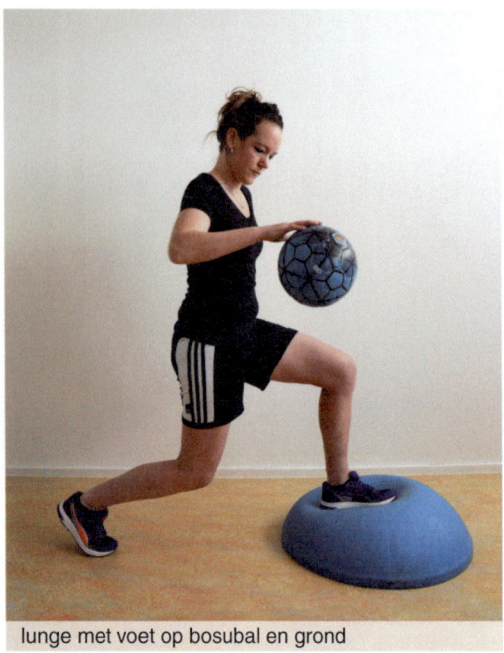
lunge met voet op bosubal en grond

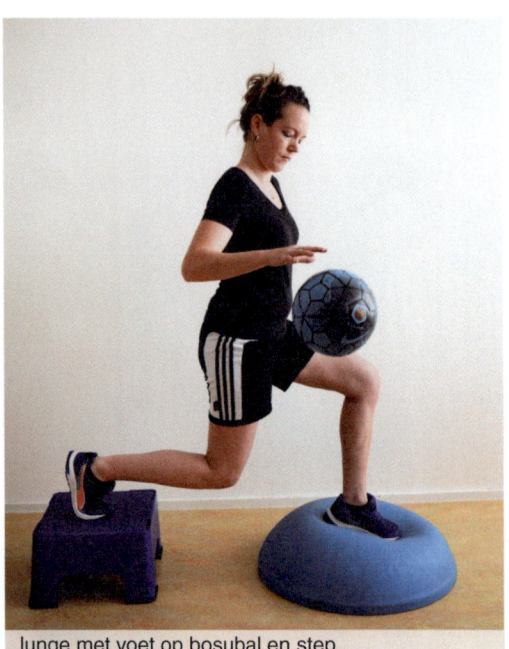
lunge met voet op bosubal en step

Figuur 5.10 In lungepositie stuiteren met een bal

5.3.6 In lungepositie met een bal stuiteren (fig. 5.10)

Sta in lungepositie met de voorste voet op een bosubal en de achterste voet op de grond of op een step. Stuiter de bal enkele keren op de grond, eerst met de ene hand, daarna met de andere hand, of stuiter de bal onder de benen door van de ene naar de andere hand. Hoe dieper men zakt, hoe zwaarder de bovenbeenspieren belast worden. De oefening kan uiteraard ook op een stabiele of juist op een nog instabielere ondergrond (achterste voet op balansmatje of oefentol) uitgevoerd worden.

5.3.7 Met één been op een bosubal een pulley trekken (fig. 5.11)

Ga met één been op de bosubal staan met de pulley in de tegengestelde hand. Trek de pulley naar je toe, waarbij de elleboog langs het lichaam beweegt, en strek de arm weer langzaam uit. In plaats van een trekbeweging kan ook een duwbeweging gemaakt worden met de arm.

5.3.8 Rotatoire oefeningen met pulley en bosubal (fig. 5.12)

Ga met één been op de bosubal staan met de pulley in beide handen. Maak een draaibeweging met het bovenlichaam waarbij de armen gestrekt blijven en de knie stabiel. Pak de pulley in één hand en trek van rechtsonder naar linksboven. Ditzelfde kan worden gedaan voor de beweging van rechtsboven naar linksonder.

Een rotatie in tegengestelde richting kan worden geoefend door de pulley niet van rechts naar links maar van links naar rechts te trekken.

5.3 · Stabilisatie-oefeningen van de knie

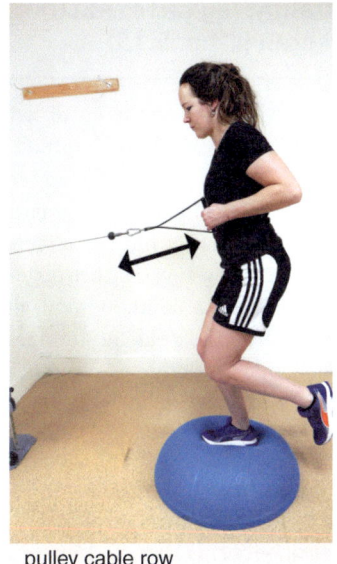
pulley cable row

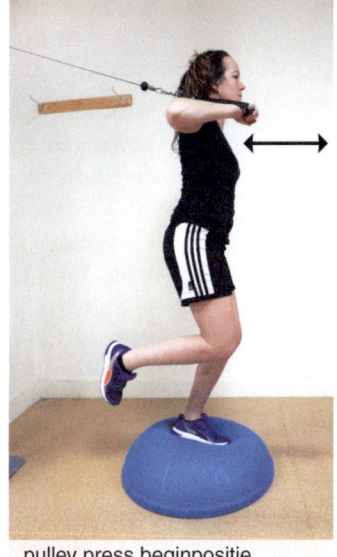
pulley press beginpositie

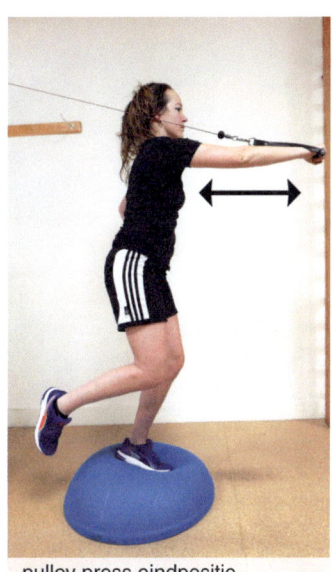
pulley press eindpositie

Figuur 5.11 Met één been op een bosubal een pulley trekken

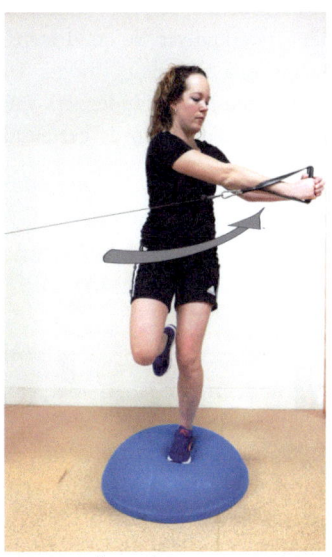
armen zijwaarts

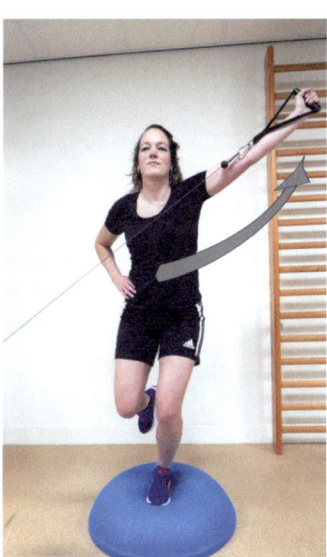
arm naar linksboven

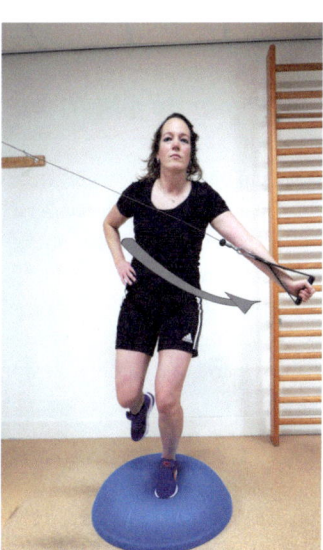
arm naar linksonder

Figuur 5.12 Rotatoire oefeningen met pulley en bosubal

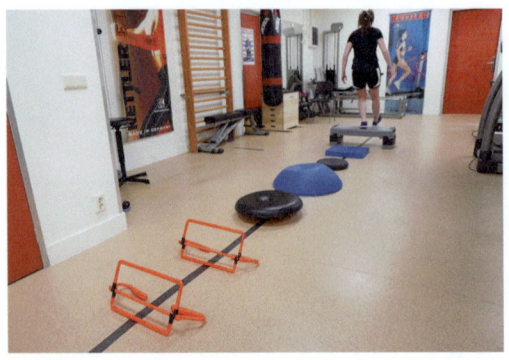

◻ **Figuur 5.13** Balansparcours

5.3.9 Balansparcours (◻fig. 5.13)

Diverse balansparcoursjes kunnen worden uitgezet die de patiënt zo langzaam en gecontroleerd mogelijk probeert af te leggen. Op de instabiele ondergronden dient te worden gestabiliseerd op één been.

5.4 Spierversterkende oefeningen voor de quadriceps

Men kan bij de spierversterkende oefeningen voor de quadriceps onder andere onderscheid maken tussen:
- open- en geslotenketenoefeningen;
- bilateraal en unilateraal uitgevoerde oefeningen;
- oefeningen die in een voor-achterwaarts, zijwaarts of rotatoir vlak worden uitgevoerd.

5.4.1 Leg extension in zit in open keten (◻fig. 5.14)

Strek de knie, trek de voet naar je toe, houd dit enkele seconden vast en breng het been vervolgens weer langzaam terug tot net boven de grond, zodat er spanning op de quadriceps blijft. De oefening kan verzwaard worden met een gewichtsmanchet of elastische band om de enkel en tegen de weerstand in te strekken.

5.4.2 Active straight leg raise (ASLR) in open keten (◻fig. 5.15)

Strek de knie, trek de voet naar je toe en til het bovenbeen een klein stukje van de ondergrond. Houd dit enkele seconden vast. Bouw dit op tot 30 à 60 seconden. De oefening kan verzwaard worden met een gewichtsmanchet om het onderbeen. Variaties op de oefening zijn met het opgetilde gestrekte been kleine stukjes omhoog-omlaag bewegen (anteflexie-retroflexie), kleine stukjes zijwaarts bewegen (abductie-adductie), rondjes linksom-rechtsom draaien en het alfabet schrijven.

5.4.3 Partieel belaste quadricepsoefeningen in gesloten keten (◻fig. 5.16)

Als het belasten van de aangedane knie nog te pijnlijk is, kan worden begonnen met partieel belaste oefeningen voor het versterken van de quadriceps. Hierbij kunnen oefeningen als squats, lunges en step-ups uitgevoerd worden tussen de leggers van een brug waarop met de armen wordt gesteund (◻fig. 5.16).

5.4.4 Knie-extensie in stand bal tegen een muur drukken in gesloten keten (◻fig. 5.17)

Ga met de rug tegen de muur staan met een lichtgebogen knie. Plaats een zachte bal tussen knieholte en muur. Strek de knie door actief de knieholte tegen de bal naar achteren te drukken. Houd dit enkele seconden vast en buig de knie vervolgens weer lichtjes. Dezelfde oefening kan worden uitgevoerd met de weerstand van een elastische band tegen de knieholte.

5.4 · Spierversterkende oefeningen voor de quadriceps

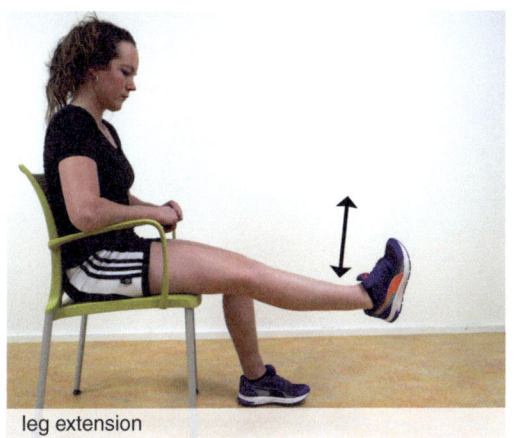

Figuur 5.14 Leg extension in zit in open keten

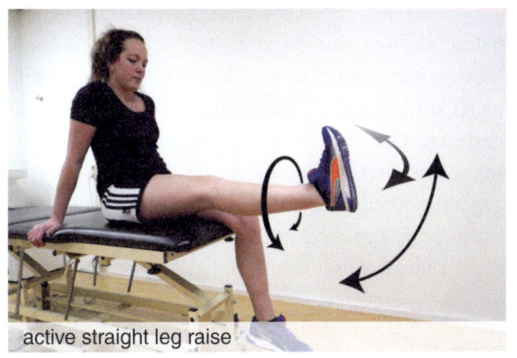 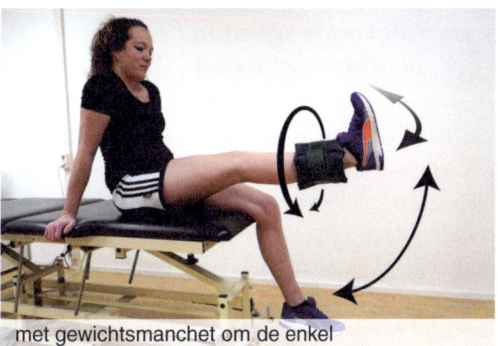

Figuur 5.15 ASLR: Active straight leg raise in open keten

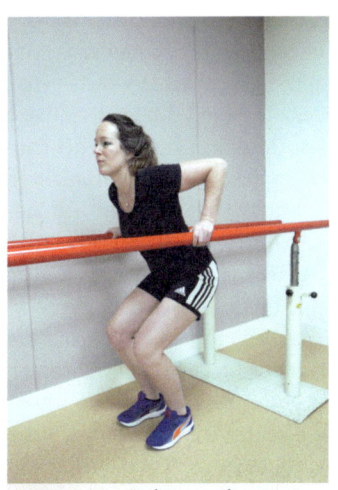 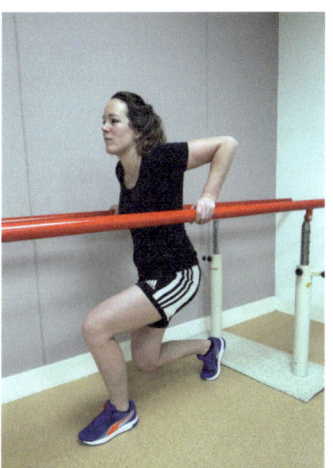 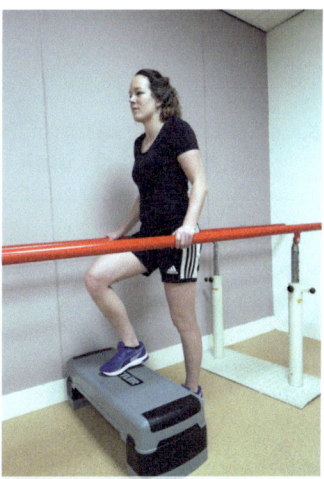

Figuur 5.16 Partieel belaste quadricepsoefeningen in gesloten keten

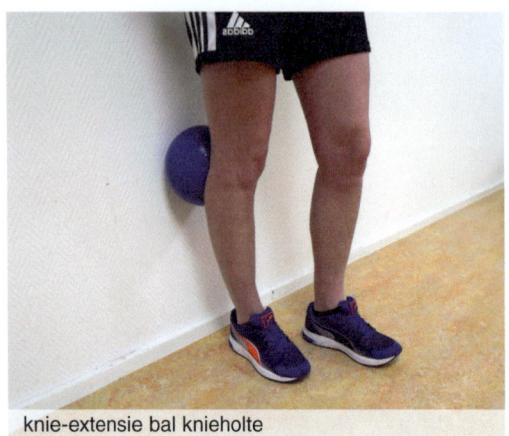
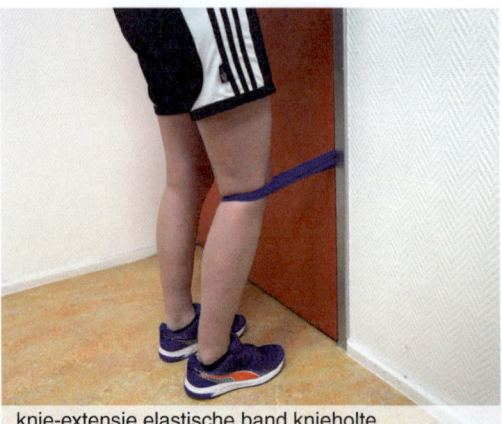

knie-extensie bal knieholte   knie-extensie elastische band knieholte

Figuur 5.17 Knie-extensie in stand in gesloten keten

5.4.5 Bilaterale squat in een voor-achterwaarts vlak (fig. 5.18)

Zet de voeten op heupbreedte en iets naar buiten wijzend. Zak door de knieën tot zover mogelijk (afhankelijk van de revalidatiefase en het trainingsdoel) en kom vervolgens weer terug omhoog. Hoe meer het bovenlichaam rechtop gehouden wordt, hoe meer de quadricepsen gerekruteerd worden. De verticale positie van de romp kan gestimuleerd worden door een front squat te maken waarbij de halter op de schouders ligt of in de handen op de schouders. De overhead squat is een andere squatvorm die zorgt voor een verticale positie van de romp.

5.4.6 Bilaterale lunges in een voor-achterwaarts vlak (fig. 5.19)

Sta met beide voeten naast elkaar, maak een grote stap naar voren, zak naar beneden totdat de achterste knie de grond net niet raakt en stap terug naar achteren zodat beide voeten weer naast elkaar staan. Houd tijdens de oefening het bovenlichaam rechtop en blijf naar voren kijken. De oefening kan verzwaard worden door een halter in de nek te leggen of door een gewichtsvest te dragen. Variaties op de klassieke lunge is de overhead lunge met de halter boven het hoofd waardoor het bovenlichaam rechterop blijft. Ook kan de halter asymmetrisch belast worden om de stabiliteit meer te trainen. Verder kan de lunge worden uitgevoerd waarbij tegelijkertijd een dumbell naar boven wordt uitgestoten. Om dieper te kunnen zakken tijdens de lunge kan een verhoging onder de achterste voet geplaatst worden. Een elastische band kan om het bovenbeen geplaatst worden om te leren in een recht vlak zonder kneeing-in te buigen.

5.4.7 Step-up step-down in een voor-achterwaarts vlak (fig. 5.20)

Stap met het aangedane been voorwaarts de step op, stap met het andere been bij en stap er vervolgens met het bijstapbeen weer achterwaarts vanaf. Zo wordt het aangedane been zowel concentrisch als excentrisch belast. Men kan ook met het aangedane been weer afstappen zodat het been alleen concentrisch belast wordt. Uiteraard kan het aangedane been ook alleen excentrisch belast worden door met het niet-aangedane been op te stappen en ook weer af te stappen. Om de oefening zwaarder te maken kan men zakken en omhoogkomen door het aangedane been zonder dat de voet van het niet-aangedane been de grond raakt (single leg squat). Tevens kan met een hogere step of halter worden gewerkt. Om het accent meer op de stabiliteit te leggen kan een balansmatje op de step worden gelegd om een instabiele ondergrond te creëren en/of kan de knie geheven worden (step-up knee-up).

5.4 · Spierversterkende oefeningen voor de quadriceps

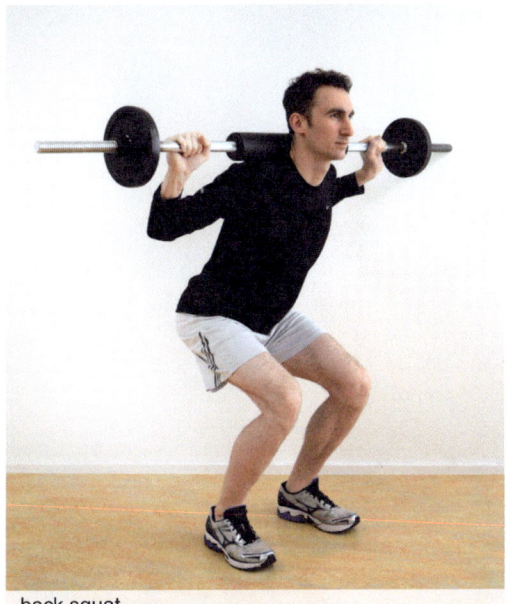
back squat

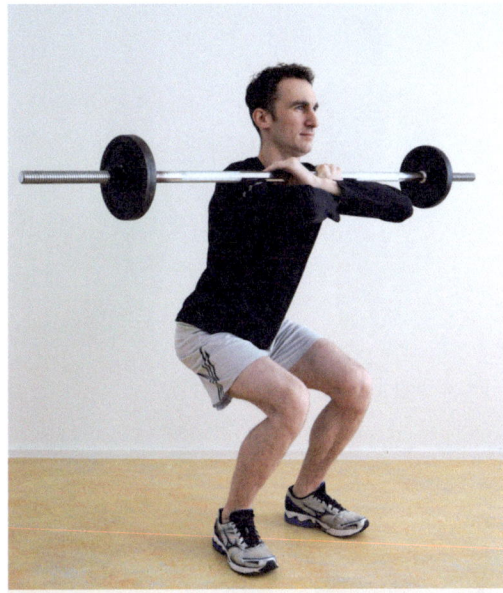
front squat

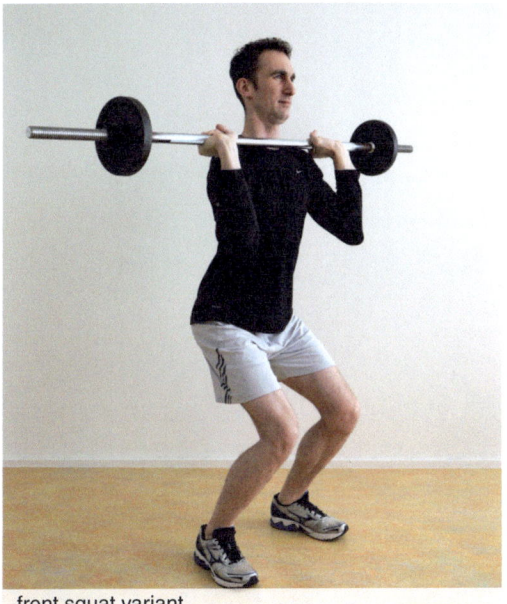
front squat variant

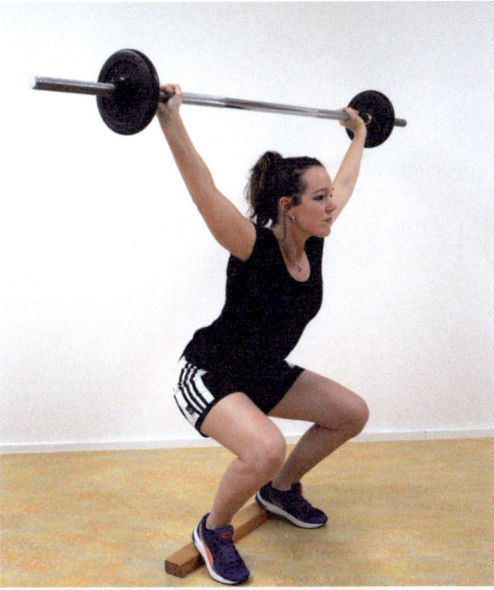
overhead squat

◧ **Figuur 5.18** Bilaterale squat in een voor-achterwaarts vlak

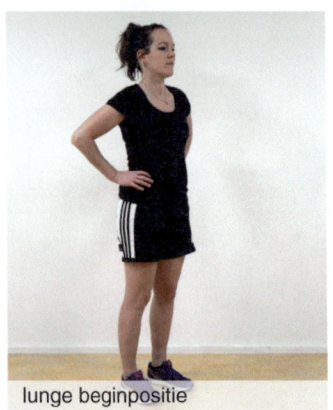
lunge beginpositie

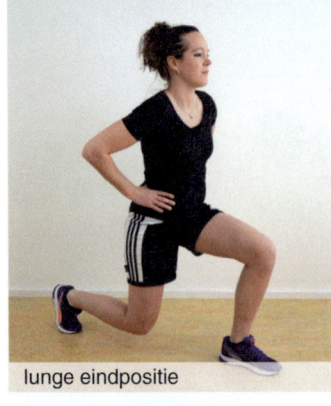
lunge eindpositie

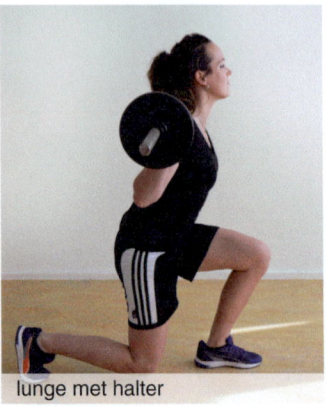
lunge met halter

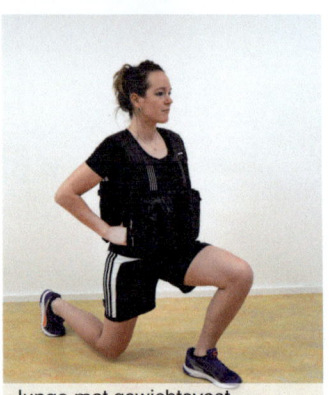
lunge met gewichtsvest

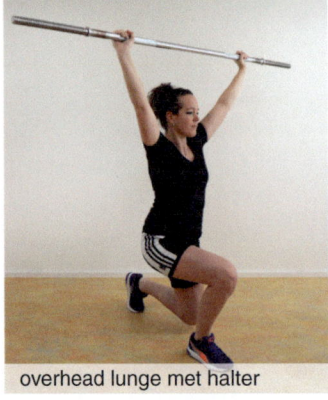
overhead lunge met halter

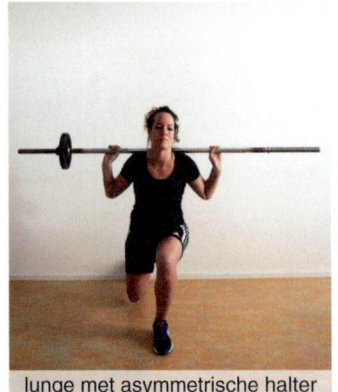
lunge met asymmetrische halter

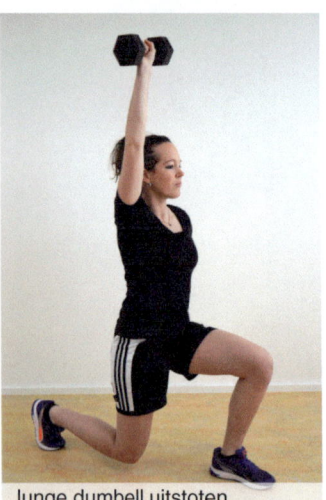
lunge dumbell uitstoten

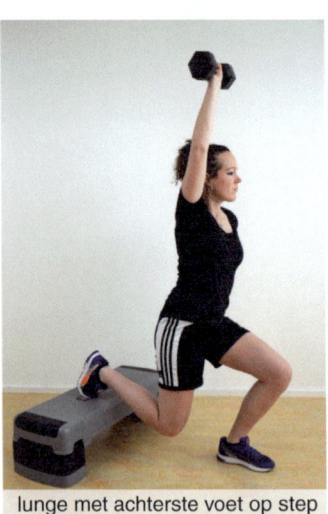
lunge met achterste voet op step

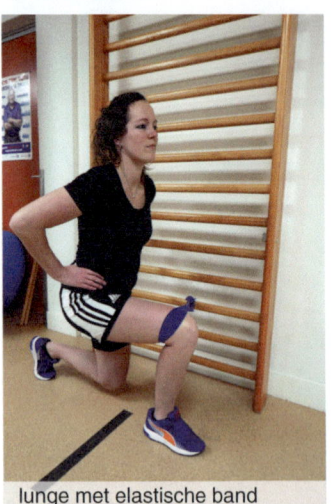
lunge met elastische band

Figuur 5.19 Bilaterale lunges in een voor-achterwaarts vlak

5.4 · Spierversterkende oefeningen voor de quadriceps

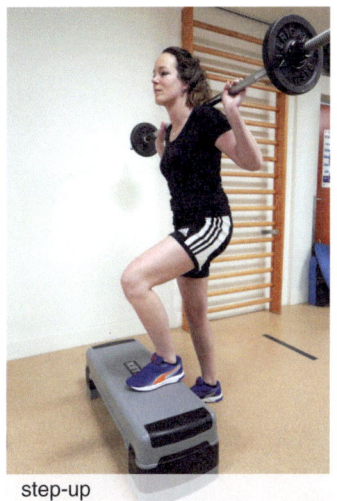
step-up

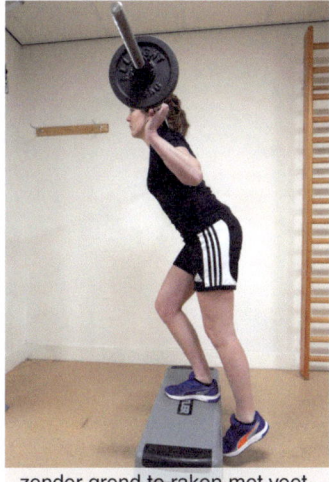
zonder grond te raken met voet

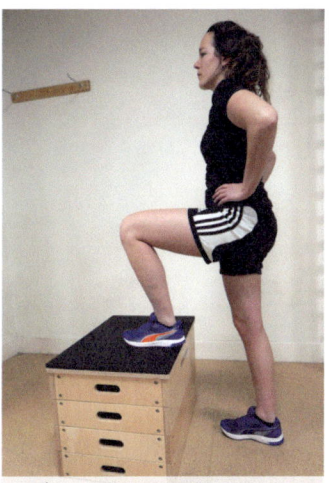
op hogere step

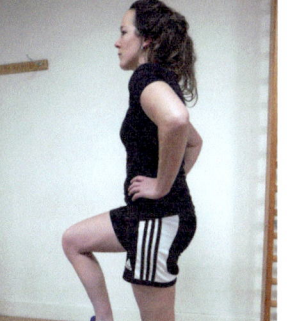
instabiele ondergrond op step

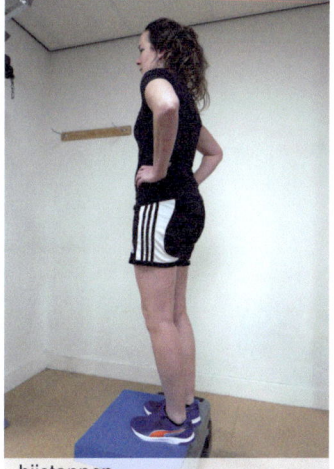
bijstappen

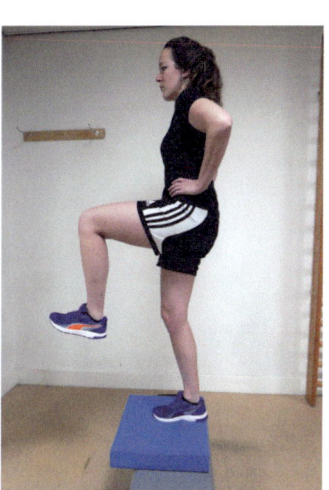
step-up knee-up balansmatje

◘ **Figuur 5.20** Step-up step-down in een voor-achterwaarts vlak

5.4.8 Side lunge in een zijwaarts vlak (◘ fig. 5.21)

Maak in zijwaartse richting een uitvalspas en zak hierbij door de knie van het uitstapbeen. Houd knie en voet in een rechte lijn en stap vervolgens weer terug. De oefening kan onder andere verzwaard worden door een elastische band om de benen te knopen of door een halter te gebruiken. Door een instabiele ondergrond te gebruiken kan het accent meer op de stabiliteit gelegd worden. Een halter in verticale positie kan gebruikt worden om een rotatiecomponent toe te voegen.

5.4.9 Quadricepsoefeningen in een rotatoir vlak (◘ fig. 5.22)

Maak een uitvalspas naar voren en zak naar beneden totdat de achterste knie de grond net niet raakt. Hierbij kan het bovenlichaam worden geroteerd terwijl de patiënt met gestrekte armen een gewichtsschijf vasthoudt of een pulley in zijwaartse richting trekt. Tevens kan de single leg squat worden uitgevoerd waarbij het bovenlichaam roteert en de patiënt een medicineball vasthoudt.

Hoofdstuk 5 · Oefenprogramma mcl-laesie

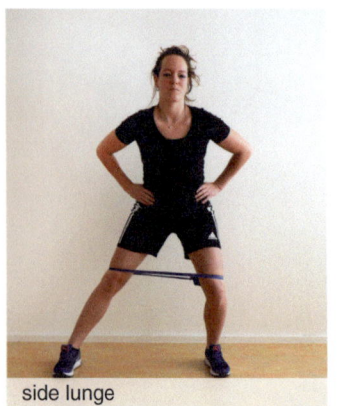
side lunge

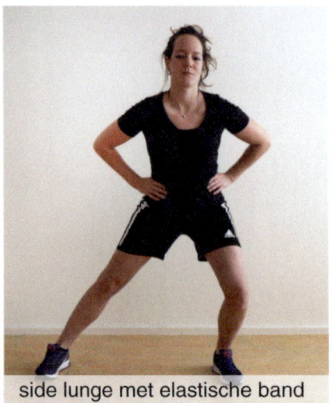
side lunge met elastische band

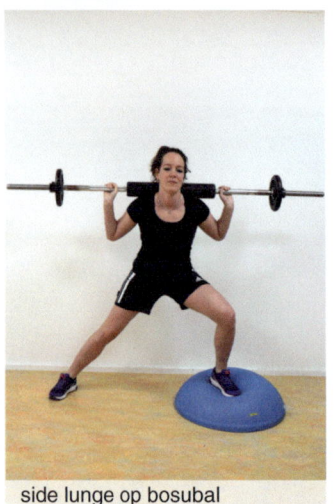
side lunge op bosubal

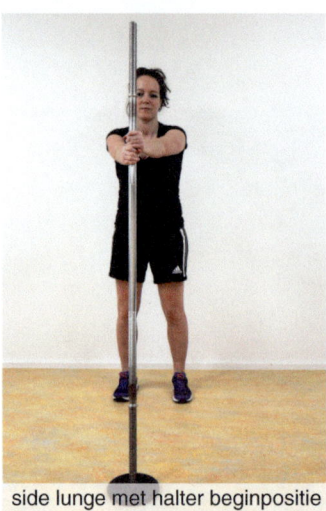
side lunge met halter beginpositie

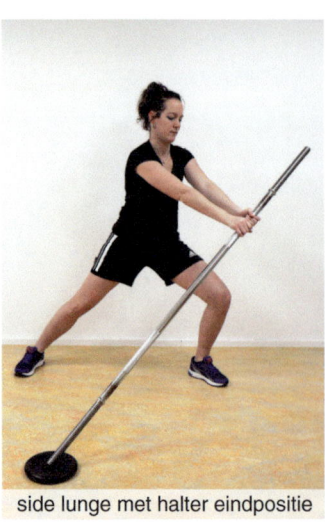
side lunge met halter eindpositie

Figuur 5.21 Side Lunge in een zijwaarts vlak

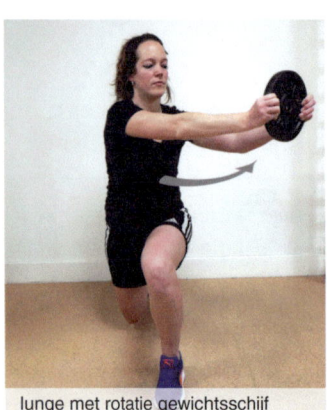
lunge met rotatie gewichtsschijf

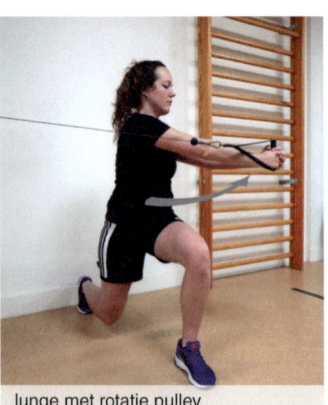
lunge met rotatie pulley

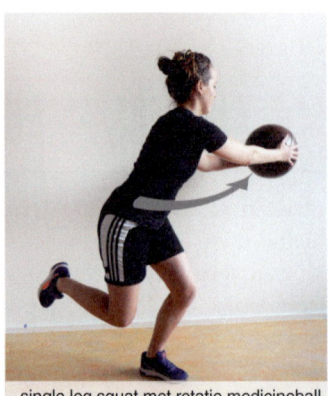
single leg squat met rotatie medicineball

Figuur 5.22 Quadricepsoefeningen in een rotatoir vlak

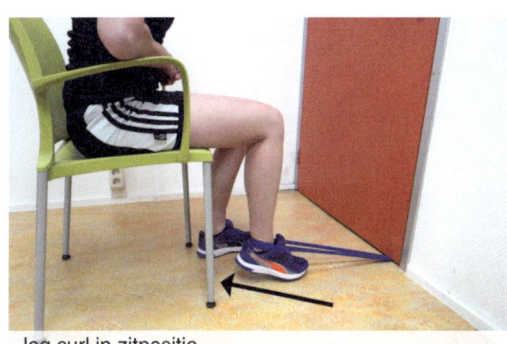
leg curl in zitpositie

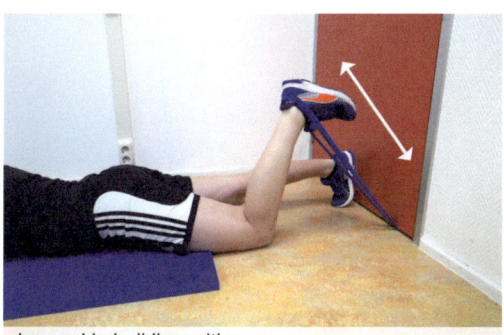
leg curl in buikligpositie

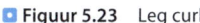 **Figuur 5.23** Leg curl

5.5 Spierversterkende oefeningen voor de hamstrings (mm. semitendinosus en semimembranosus)

5.5.1 Leg curl (◘fig. 5.23)

Ga op een stoel zitten of op de buik liggen met een elastische band om de enkel. Buig de knie tegen weerstand van de elastische band in. Houd deze positie enkele seconden vast in een bepaalde hoek (isometrisch) of strek de knie weer langzaam terug terwijl er spanning op de band blijft staan (dynamisch).

5.5.2 Bruggetje (◘fig. 5.24)

Ga op de rug liggen en plaats de voeten op de grond. De knieën zijn gebogen. Til de heupen op, zodat het lichaam zo recht is als een plank. Dit kan enkele seconden vastgehouden worden (statisch) of de heupen kunnen omhoog en omlaag bewogen worden (dynamisch). Let er in dit laatste geval op dat de heupen bij het zakken telkens net niet de grond raken; dit is nodig om spanning op de hamstrings te houden. De oefening kan verzwaard worden door haar eenbenig uit te voeren of door de voeten op een instabiele swissball te plaatsen. Bij deze laatste oefeningen kan men ook de heupen hoog houden terwijl de knieën gebogen en gestrekt worden door de bal naar voren en achteren te bewegen.

5.5.3 Good morning (◘fig. 5.25)

Sta met de voeten op heupbreedte en lichtgebogen knieën. Buig vanuit de heupen naar voren terwijl de rug gestrekt en de knieën lichtjes gebogen blijven. Kijk tijdens de oefening naar voren. Het moment waarop de onderrug wil flecteren, is de eindpositie. Vanuit deze positie kom je weer omhoog. Als de good morning met gestrekte knieën wordt uitgevoerd, wordt dit een stiff legged good morning genoemd en komt het accent meer op de hamstrings in plaats van de rugspieren te liggen. De oefening kan met of zonder halter worden uitgevoerd.

5.6 Spierversterkende oefeningen voor de m. gracilis

5.6.1 Sumo squat (◘fig. 5.26)

Maak een kniebuiging waarbij de voeten erg breed uit elkaar staan en iets naar buiten wijzen. Door de brede stand ligt het accent bij deze squat meer op de adductoren. De oefening kan verzwaard worden met een halter.

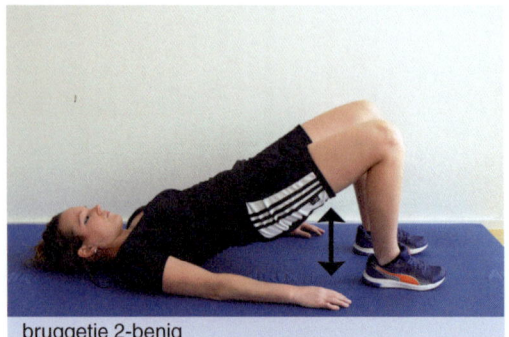
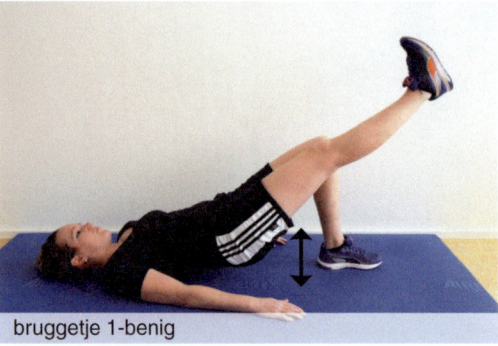
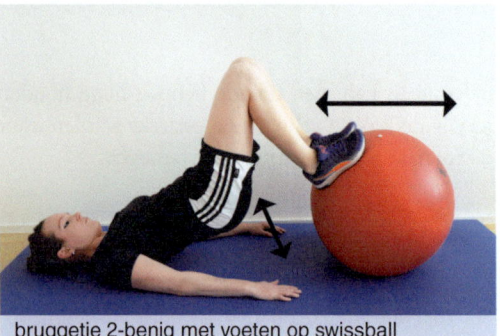
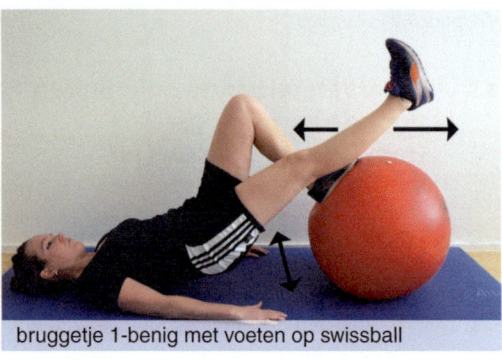

Figuur 5.24 Bruggetje

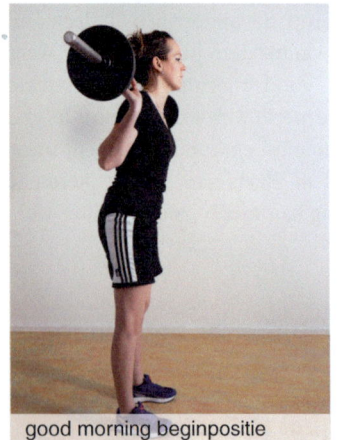
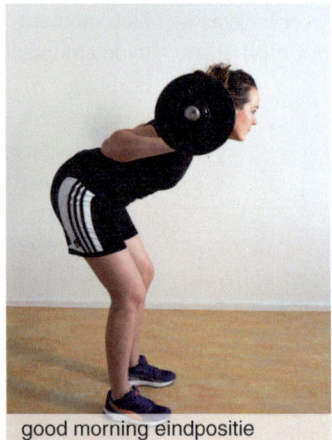
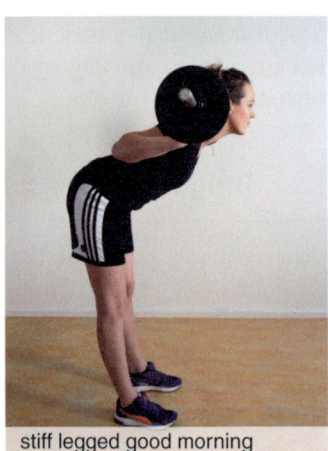

Figuur 5.25 Good morning

5.6.2 Sumo deadlift (fig. 5.27)

Maak een deadlift waarbij de voeten erg breed uit elkaar staan en iets naar buiten wijzen. Door de brede stand ligt het accent bij deze deadlift meer op de adductoren. De deadlift zorgt voor meer hamstring- en gluteaalspieractiviteit dan de squat omdat het trainingsgewicht (de halter) zich vóór het lichaam bevindt (fig. 5.27).

5.6 · Spierversterkende oefeningen voor de m. gracilis

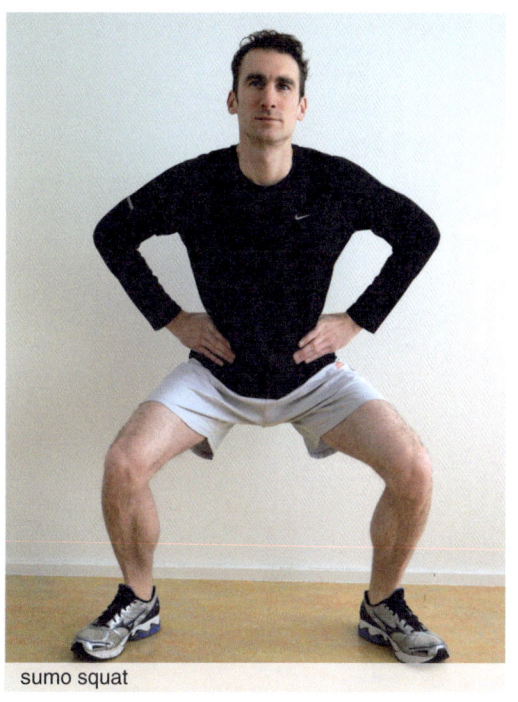
sumo squat

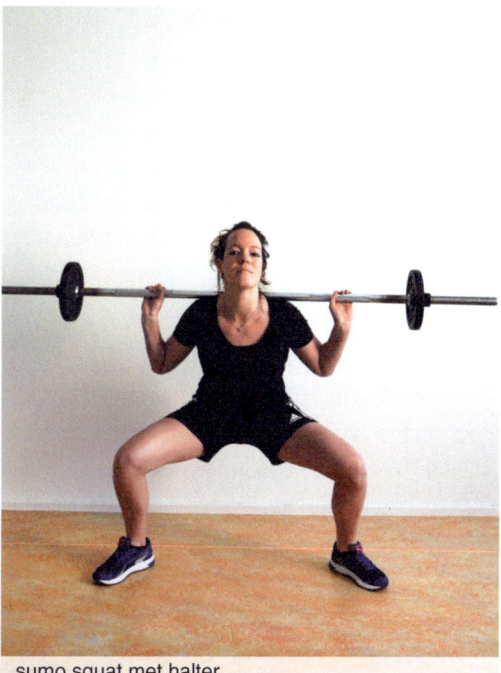
sumo squat met halter

◘ **Figuur 5.26** Sumo squat

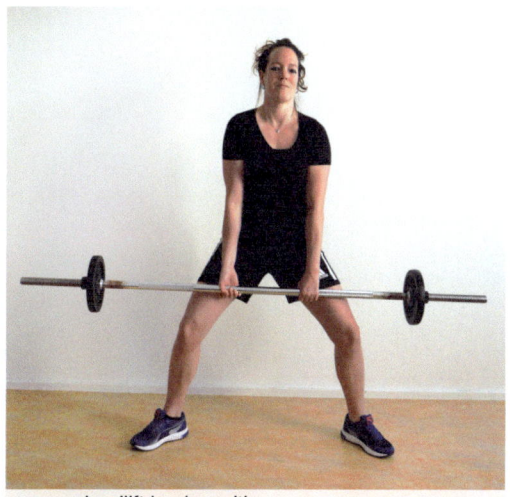
sumo deadlift beginpositie

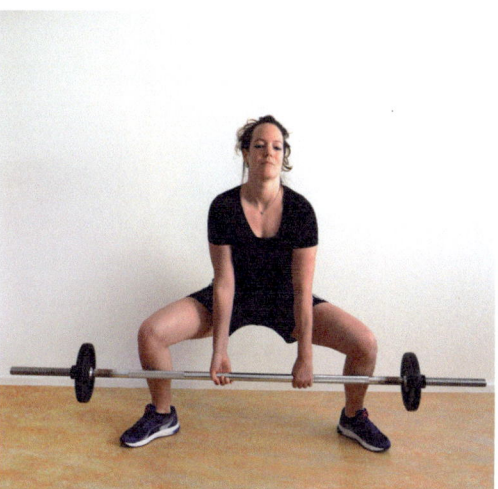
sumo deadlift eindpositie

◘ **Figuur 5.27** Sumo deadlift

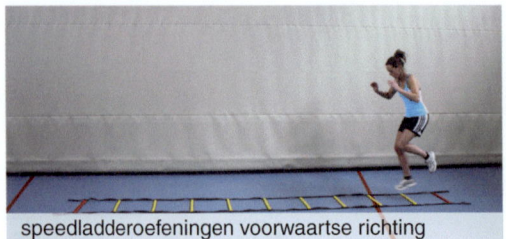
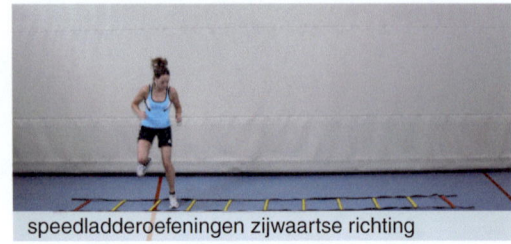

speedladderoefeningen voorwaartse richting speedladderoefeningen zijwaartse richting

Figuur 5.28 Speedladdertraining

5.7 Speedladdertraining voor coördinatie en snelheid

Allerlei speedladderoefeningen kunnen worden uitgevoerd in voorwaartse en zijwaartse richting (fig. 5.28).

Meniscuslaesie

Patty Joldersma

Samenvatting

Een 21-jarige voetballer scheurt tijdens een duel met de tegenstander de meniscus. Het is een klein letsel dat na weken nog steeds problemen oplevert. Hoofdstuk 6 begint met het verhaal van deze patiënt en hoe hij na vier weken door de fysiotherapeut wordt onderzocht. Vervolgens beschrijft het hoofdstuk de bevindingen bij het onderzoek, vier weken na het trauma. De symptomatologie is die van een 'klassieke' patiënt met een klein mediaal meniscusletsel. De bespreking na de patiëntencasus gaat dieper in op de meniscuslaesie. Anatomie en functie van de menisci worden beschreven evenals het ongevalmechanisme. Er wordt onderscheid gemaakt tussen een traumatisch letsel bij jonge mensen en degeneratieve letsels bij ouderen. Ten slotte wordt uitgebreid aandacht besteed aan de conservatieve en operatieve therapie.

6.1 Voorbeeldcasus – 79
6.1.1 Bevindingen bij onderzoek vier weken na het trauma – 79

6.2 Bespreking – 79
6.2.1 Functie van de meniscus – 79
6.2.2 Traumatisch meniscusletsel – 80
6.2.3 Degeneratief meniscusletsel – 81

6.3 Klinische tests – 81

6.4 Therapie – 81
6.4.1 Conservatieve therapie – 81
6.4.2 Stabilisatie-oefeningen – 82
6.4.3 Quadricepstraining – 82
6.4.4 Opbouw van spierkracht – 84

© Bohn Stafleu van Loghum is een imprint van Springer Media B.V., onderdeel van Springer Nature 2018
P. Joldersma en K. van Nugteren (Red.), *Oefenprogramma's voor de knie*, Orthopedische Casuïstiek,
https://doi.org/10.1007/978-90-368-2192-6_6

6.4.5	Versterking van heup-, romp- en kuitmusculatuur – 84	
6.4.6	Educatie – 84	
6.4.7	Gewichtsverlies – 84	
6.5	**Operatieve therapie – 84**	
6.5.1	Partiële meniscectomie versus conservatieve behandeling bij ouderen – 85	
6.5.2	Revalidatie na een operatie – 85	
6.6	**Oefenprogramma – 86**	
6.7	**Nadere informatie – 86**	
	Literatuur – 86	

6.1 Voorbeeldcasus

Een 21-jarige voetballer voelt tijdens een duel met de tegenstander een felle pijnscheut in zijn rechterknie. Er is op dat moment echter geen direct lichamelijk contact. Hij speelt nog enkele minuten door, maar stopt met de wedstrijd omdat de pijn steeds heviger wordt. Dezelfde avond wordt de knie dik. De patiënt voelt de pijn aan de mediale zijde van de knie. De eerste dagen na het trauma kan hij zijn been moeilijk belasten, maar dit gaat in de loop van de weken steeds beter. Echter, de mate van pijn wisselt sterk: sommige momenten voelt hij weinig, andere momenten kan hij slecht op zijn aangedane been staan. Omdat de patiënt vindt dat het te lang duurt voor hij zijn voetbaltraining weer kan hervatten, besluit hij vier weken na het trauma een fysiotherapeut te raadplegen.

6.1.1 Bevindingen bij onderzoek vier weken na het trauma

- De knie is niet warmer, er is geen sprake van kapselzwelling, wel van een lichte hydrops.
- Passieve en actieve flexie en extensie van de knie zijn eindstandig pijnlijk.
- Er is geen sprake van een verende extensiebeperking van de knie.
- De Thessalytest, Ege's test en McMurraytest in exorotatie-valgus zijn positief.
- Er is sprake van joint line tenderness over de mediale gewrichtsspleet.
- De bandtests zijn negatief.
- Hurken is onmogelijk vanwege de pijn.

Voor de uitvoering van het basisfunctieonderzoek en de toegevoegde tests zie de bijlagen I tot en met IV achterin dit boek.

6.2 Bespreking

Aanhoudende hydrops wijst op een intra-articulair letsel. Het wisselende klachtenbeeld doet vermoeden dat er sprake is van een meniscusletsel en/of een corpus liberum.

Het klinische onderzoek in de casus wijst op een mediaal meniscusletsel, gezien de pijn bij palpatie van de *mediale* gewrichtsspleet en de positieve McMurraytest en Ege's test met de knie in exorotatie(-valgus). Tevens ervaart de patiënt de pijn aan de mediale zijde van de knie. Waarschijnlijk is hier sprake van een perifeer mediaal meniscusletsel: het letsel bevindt zich aan de rand (periferie) van de mediale meniscus. Dit deel heeft een directe verbinding met het mediale collaterale ligament van de knie (◘ fig. 6.1); een lokaal letsel treft dan ook vaak beide structuren.

Dat de patiënt geen blokkeringen ervaart en een goed looppatroon heeft, wijst op een relatief mild letsel in de periferie. Een centrale meniscusscheur leidt meestal tot blokkeringen. Vaak is er bij een centrale meniscusscheur sprake van een verende extensiebeperking van de knie. Dit is meestal het gevolg van een bucket-handlescheur waarbij het omgeklapte gedeelte van de meniscus klem is komen te zitten.

Omdat het centrale deel van de meniscus niet doorbloed is en het perifere deel enigszins (neemt af naarmate men ouder wordt), herstelt een perifere meniscusscheur beter dan een centrale scheur. Een centrale scheur wordt dan ook vaak geopereerd.

6.2.1 Functie van de meniscus

De belangrijkste functie van de menisci is drukverdeling in het kniegewricht. Daarnaast zorgen de menisci voor een betere schokabsorptie, propriocepatie, smering en secundair voor een betere stabiliteit van het kniegewricht; de meniscus is een secundaire stabilisator van de knie. In geval van een instabiele knie als gevolg van een insufficiënte voorste kruisband zorgt met name de achterhoorn van de mediale meniscus ervoor dat de anterieure translatie van de tibia geremd wordt (◘ fig. 2.1). Een laesie van de achterhoorn van de meniscus kan een instabiel gevoel in de knie geven, zelfs als de voorste kruisband intact is [1].

Met de knie in extensie dragen de menisci ongeveer 50 % van het lichaamsgewicht over, met de knie in flexie is dit zelfs 85–90 %. Omdat

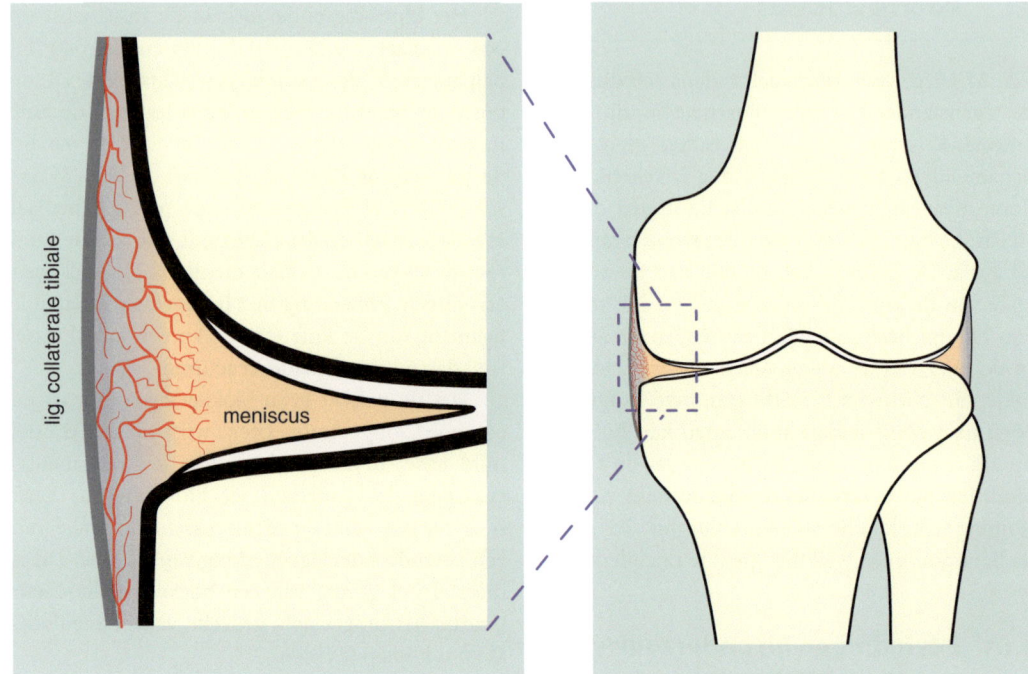

Figuur 6.1 De mediale meniscus heeft een directe verbinding met het mediale collaterale ligament van de knie. Let ook op de vascularisatie: het centrale deel van de meniscus wordt niet doorbloed

de laterale meniscus een groter oppervlak heeft, is deze belangrijker voor de gewichtsoverdracht. Gevolg hiervan is dat na een laterale meniscectomie eerder pijn en artrose zullen ontstaan dan na een mediale meniscectomie. De mediale meniscus heeft meer een stabiliserende functie vanwege de sterke verankering aan de mediale collateraalband. Dit heeft tot gevolg dat de mediale meniscus eerder zal scheuren en vaker is aangedaan dan de laterale meniscus; de verhouding is ongeveer 3:1 [2].

Een meniscusletsel kan geïsoleerd voorkomen, maar komt vaker voor in combinatie met een mediaal bandletsel en/of voorstekruisbandletsel. Meniscusletsels komen voor bij 50 % van de patiënten met een voorstekruisbandruptuur [3].

Een vkb-ruptuur gaat meestal gepaard met een mediaal bandletsel, kraakbeenletsel en/of meniscusletsel (vaker lateraal dan mediaal). Waar men vroeger de term *unhappy triad'* gebruikte voor schade aan de vkb, *mediale meniscus* en mediale collateraalband, blijkt uit enkele latere studies dat deze combinatie van letsels slechts zelden voorkomt [4, 5]. Bij een gecombineerd letsel van de vkb en de mediale collateraalband blijkt in werkelijkheid meestal juist de *laterale meniscus* aangedaan te zijn. Indien er naast een vkb-ruptuur en mediaal collateraalbandletsel ook een mediaal meniscusletsel aanwezig is, komt dit niet voor zonder dat ook de laterale meniscus is aangedaan.

Men kan onderscheid maken tussen twee type meniscuslaesies; de traumatische meniscuslaesie, die vooral bij jongere mensen voorkomt en de degeneratieve (artrosegerelateerde) meniscuslaesie, die op oudere leeftijd voorkomt.

6.2.2 Traumatisch meniscusletsel

Een traumatisch meniscusletsel heeft een klassieke ontstaanswijze die gelijk is aan dat van een vkb- en mcl-letsel, namelijk een exorotatie-valgustrauma van de knie. Ook geïsoleerde laesies van de laterale meniscus worden gewoonlijk veroorzaakt door een geforceerde valgusstand en exorotatie. Dit komt met name voor bij sporten waarbij men veel pivoteert, wendt en keert, zoals voetbal, handbal, basketbal, maar ook bij skiën. Het trauma ontstaat wanneer men met de knie in flexie een plotselinge geforceerde rotatiebeweging onder compressie maakt met als gevolg dat de meniscus ingeklemd raakt tussen tibiaplateau en femurcondyl en hierdoor scheurt (◘ fig. 2.5).

6.2.3 Degeneratief meniscusletsel

Omdat steeds meer mensen op oudere leeftijd actief blijven, worden degeneratieve meniscusletsels vaker gezien. Een degeneratief meniscusletsel komt regelmatig voor bij oudere mensen met artrotische knieën. Hierbij is er geen sprake van een traumatisch begin van de klachten. Vaak hebben deze mensen al langere tijd last van de knie, waarbij goede periodes worden afgewisseld met slechtere periodes, waarbij er soms ineens - zonder duidelijke oorzaak - sprake is van pijnklachten en een recidiverende zwelling van de knie. Bij een degeneratief meniscusletsel is er naast een eventuele hydrops ook regelmatig sprake van een pasteuze (deegachtige) zwelling van de knie. Deze wordt veroorzaakt door chronische irritatie van het kniegewricht. Een dergelijke zwelling wijst erop dat er waarschijnlijk al langer sprake is van een gering letsel [6].

6.3 Klinische tests

Omdat afzonderlijke meniscustests een beperkte diagnostische waarde hebben, wordt een cluster van vijf verschillende tests aangeraden:
1. blokkades en slotverschijnselen in de anamnese;
2. pijn bij geforceerde hyperextensie;
3. pijn bij maximale flexie;
4. een positieve McMurraytest en
5. joint line tendernesstest.

Dit cluster geeft een positief voorspellende waarde voor een meniscusletsel van 92,3 % als alle vijf de tests positief zijn [7]. Als er echter tegelijkertijd sprake is van een voorstekruisbandletsel is dit cluster van tests minder betrouwbaar: de positief

voorspellende waarde daalt dan naar 67 %. Meniscuslaesies zijn namelijk moeilijker te diagnosticeren bij aanwezigheid van polypathologieën zoals een voorste- of achterstekruisbandruptuur, kraakbeenletsel, plicasyndroom, patellofemoraal pijnsyndroom en degeneratieve veranderingen in de knie [8–11].

Naast dit cluster van vijf, kunnen de bounce hometest, Thessalytest en Ege's test in het klinisch onderzoek worden gebruikt om een vermoeden uit te spreken over de aan- of afwezigheid van meniscuspathologie. De laatste twee tests zijn belaste meniscustests.

6.4 Therapie

Hoe een meniscusletsel behandeld dient te worden, hangt af van factoren als: locatie van het letsel (en daarmee samenhangend de doorbloeding), aard, grootte en stabiliteit van de scheur, leeftijd, wensen en het activiteitenniveau van de patiënt en van eventueel samenhangend letsel in de knie zoals een vkb-laesie [12]. Indicaties voor een operatieve behandeling zijn: slotverschijnselen (zowel bij de jongere als oudere patiënt), jonge leeftijd, sporten op hoog niveau, persisterende pijnklachten, recidiverende hydrops en falen van conservatieve therapie. Is er sprake van een relatief kleine scheur in het perifere deel van de meniscus, dan is de kans op genezing groot en is afwachtend beleid meestal voldoende om te kijken of de klachten (pijn, zwelling, doorzakgevoelens) verdwijnen [1].

6.4.1 Conservatieve therapie

De conservatieve behandeling van een meniscuslaesie bestaat uit oefentherapie. Het uiteindelijke doel van de therapie is het versterken van de spieren rondom het kniegewricht, met name van de quadriceps, en het verbeteren van de actieve stabiliteit van de knie zodat de beschadigde meniscus meer ontlast kan worden (voor concrete oefeningen ▶ H. 7).

Indien er sprake is van een conservatief behandelde, geïsoleerde meniscuslaesie zonder bandletsel, kan de revalidatieperiode vier tot twaalf weken in beslag nemen. De precieze revalidatieduur is afhankelijk van de ernst van het letsel, de symptomen, het gewenste activiteiten- of sportniveau van de patiënt en eventueel begeleidend letsel. Bij een combinatie van meniscusletsel en bandletsel wordt de nabehandelingsaanpak van een bandletsel aangehouden aangezien dat letsel meer tijd nodig heeft om te herstellen.

In de acute fase wordt de aangedane knie gedeeltelijk of volledig ontlast door de patiënt op krukken te laten lopen. Relatieve rust is dan gewenst. Tijdens de revalidatie wordt toegewerkt naar een dynamisch looppatroon met een goede voetafwikkeling en symmetrische belasting. Zodra de pijnklachten verminderen, wordt het gebruik van de krukken afgebouwd totdat de patiënt geheel pijnvrij op het been kan steunen en zonder afwijkend patroon kan lopen.

Pijnprovocerende activiteiten dient de patiënt te vermijden. In geval van inflammatie kan de patiënt enkele keren per dag de knie 15 tot 20 minuten koelen en het been hooghouden om zwelling te reduceren. Om de pijn te verminderen kunnen in overleg met de huisarts NSAID's worden gebruikt.

Het is van belang de knie de eerste dagen na het trauma rustig te blijven bewegen in een range of motion die niet pijnlijk is. Dit om te voorkomen dat de knie stijf wordt. Hiervoor kunnen onbelaste of lichtbelaste mobiliteitsoefeningen van de knie gebruikt worden. Ook kan de patiënt gaan fietsen zonder weerstand op de hometrainer. De knie wordt zo op een weinig belaste manier bewogen zonder dat er grote compressiekrachten op de meniscus komen te staan [1].

Eventueel kan het tibiofemorale en/of patellofemorale gewricht door de therapeut geleid-actief of passief gemobiliseerd worden als deze beperkingen vertonen.

6.4.2 Stabilisatie-oefeningen

Naast de mobiliteitsoefeningen kan worden begonnen met stabilisatieoefeningen en cocontractieoefeningen tussen quadriceps en hamstrings. Deze laatste zijn zinvol omdat de meniscus een secundaire rol speelt in de voor-achterwaartse stabiliteit van de knie. Geslotenketenoefeningen zijn geschikt om de verstoorde propriocepsis (als gevolg van de pijn en zwelling) en daarmee de neuromusculaire controle van het kniegewricht te verbeteren. Stabilisatie-oefeningen als staan op één been of staan in lungepositie met allerlei variaties kunnen in een wat latere fase van de revalidatie hiervoor gebruikt worden. Voor de opbouw van de oefeningen kunnen steeds instabielere ondergronden gebruikt worden, kunnen de oefeningen met gesloten ogen worden gedaan of kunnen dubbeltaken worden uitgevoerd.

6.4.3 Quadricepstraining

Zodra de ergste pijn verdwenen is, wordt de belasting op de knie op geleide van de pijn en zwelling opgevoerd. Zodra pijn en zwelling toenemen na het oefenen, weet men dat de oefeningen te zwaar waren en dat de patiënt gas terug moet nemen.

Een verzwakte quadriceps wordt versterkt om met een goede spierkracht een deel van de schokabsorberende functie van de meniscus over te nemen [1].

In de beginfase van de revalidatie na een meniscusletsel wordt de voorkeur gegeven aan openketenoefeningen omdat hierbij geen compressiekrachten op de meniscus komen te staan. Openketenoefeningen kunnen dan ook meteen al in het gehele bewegingstraject worden uitgevoerd als de mobiliteit dit toelaat. Zowel dynamische als statische oefeningen kunnen worden toegepast, waarbij in diverse flexiehoeken van de knie weerstand wordt gegeven tegen quadriceps en hamstrings. Hierbij kunnen diverse materialen worden gebruikt, zoals elastische banden en gewichtsmanchetten. Zolang er niet op het aangedane been kan worden gesteund, zijn vooral de openketenoefeningen van belang in de eerste fase van de revalidatie.

Zodra de patiënt zijn been kan belasten, wordt er overgestapt op de geslotenketenoefeningen. Het voordeel hiervan is dat tegelijkertijd ook andere spiergroepen van de onderste extremiteit, zoals kuit- en heupspieren gerekruteerd worden.

Omdat de neuromusculaire controle van de knie getraind kan worden met geslotenketenoefeningen – en deze ook functioneler zijn – kan hiermee in het begin van de revalidatie al worden begonnen door de oefeningen onder partiële belasting uit te voeren. De patiënt kan bijvoorbeeld oefenen in een loopbrug of gebruikmaken van een pulley met stang. Thuis kan de patiënt partieel belast oefenen met behulp van twee stoelen waar hij of zij tussenin gaat staan.

Openketenoefeningen en geslotenketenoefeningen met partiële belasting kunnen ook toegepast worden als belasting van het been zorgt voor een hoge reactiviteit (zwelling, pijn, stijfheid) van de knie.

Opbouw van oefeningen

Om de meniscus in de beginfase van de revalidatie zoveel mogelijk te ontzien, is het verstandig om mobiliteits-, stabilisatie- en krachtoefeningen met veel compressie, een grote flexiehoek en/of rotatiecomponent erin te vermijden. Bij een diepe knieflexie neemt de druk vooral ter hoogte van de achterhoorn van de mediale meniscus toe. Deze druk neemt vooral toe als de knie belast wordt in flexiehoeken die groter zijn dan 60° [1]. Diep squatten (fig. 6.2), knielen en hurken worden dan ook afgeraden, tenzij de patiënt de knie uiteindelijk in deze flexiehoek moet belasten tijdens het sporten. In dat geval wordt dit in de loop van de revalidatie geleidelijk opgebouwd. De squat kan geleidelijk worden opgebouwd van een high squat (60° flexie) naar een basic squat (90°), een horizontal squat (120°) en, alleen indien nodig voor de sport of het werk, een deep squat (fig. 6.2). Als de patiënt de squat asymmetrisch uitvoert (fig. 6.3) vanwege pijn of een flexiebeperking in de knie, dient er minder diep of nog niet gesquat te worden om overbelasting van het andere been te voorkomen.

Geslotenketenoefeningen kunnen de eerste weken van de revalidatie het beste tussen de 10° en 60° knieflexie worden uitgevoerd. Dit geldt zowel voor de mobilisatie-, stabilisatie- als de spierversterkende oefeningen. In de loop van de revalidatie kan de mate van knieflexie tijdens de squat toenemen, evenals de mate van steunname van het been (van gedeeltelijke naar volledige steun).

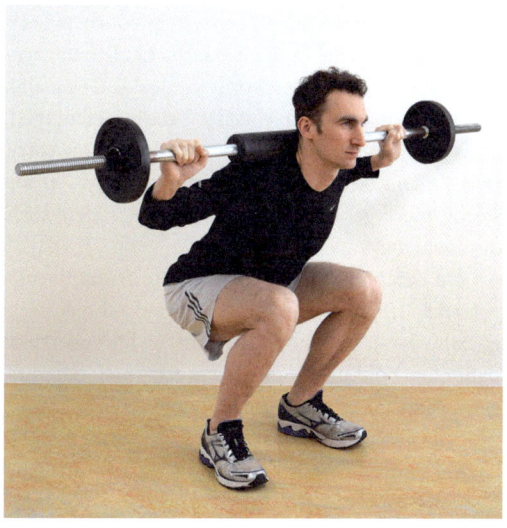

Figuur 6.2 Diep squatten kan beter vermeden worden

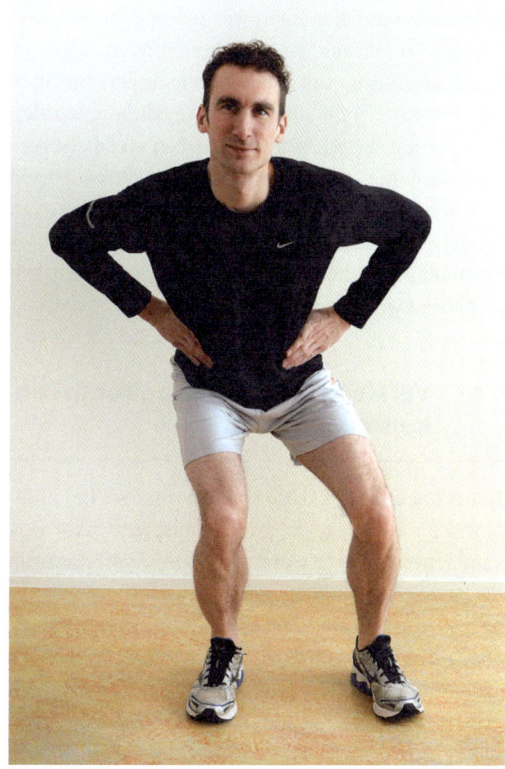

Figuur 6.3 Als de patiënt de squat asymmetrisch uitvoert, dient er minder diep of nog niet gesquat te worden

Partieel belaste oefeningen zijn bijvoorbeeld een leg press, split squat of squat waarbij het lichaamsgewicht over beide benen wordt verdeeld. Geleidelijk wordt toegewerkt naar volledig belaste oefeningen, zoals een step-up step-down en een single leg squat (▶H. 7). Om de belasting te verhogen wordt er ook steeds meer gebruikgemaakt van materialen zoals dumbells, halters en gewichtsvesten.

De oefeningen worden in eerste instantie uitgevoerd in rechte vlakken (voor-achterwaarts en zijwaarts). Uiteindelijk wordt er bij sportende patiënten ook steeds meer gewerkt met oefeningen waarin een rotatiecomponent zit. Patiënten moeten namelijk ook actief de knie kunnen stabiliseren in deze risicovolle posities, waarin in eerste instantie het trauma is opgetreden.

6.4.4 Opbouw van spierkracht

De spierkrachtoefeningen worden opgebouwd met een lage intensiteit en veel herhalingen, bijvoorbeeld drie setjes van 20–25 herhalingen op 50 % van de 1RM. In de loop van de revalidatie worden de oefeningen opgebouwd naar een steeds hogere intensiteit met minder herhalingen, bijvoorbeeld drie setjes van 5–12 herhalingen op 80–95 % van de 1RM. Waarmee men uiteindelijk eindigt, is afhankelijk van het activiteiten- of sportniveau dat de patiënt wil bereiken.

6.4.5 Versterking van heup-, romp- en kuitmusculatuur

Naast het trainen van de spieren rondom het kniegewricht, dient er in geval van spierzwakte ook aandacht besteed te worden aan het versterken van de heup-, romp en kuitspieren. Voorbeelden van oefeningen die hiervoor gebruikt kunnen worden, zijn te vinden in ▶H. 3.

6.4.6 Educatie

Tijdens de revalidatie dient de patiënt voorgelicht te worden over bewegingen waarbij de meniscus fors belast wordt, zoals diep squatten, zitten met een been onder het zitvlak (extreme rotatie en flexie van de knie), knielen en hurken. Tijdens de gehele revalidatieperiode geldt een hurk- en knielverbod. Diep squatten met gewicht kunnen patiënten met een meniscusletsel beter helemaal niet meer doen. Bij diep squatten worden de menisci vervormd onder zware belasting. Het lichaamsgewicht wordt immers vrijwel volledig door de menisci gedragen wanneer de knie geflecteerd is. Schokbelastende activiteiten, zoals hardlopen en springen, kunnen beter worden afgeraden bij meniscusklachten, aangezien deze het risico op een recidief verhogen. Een uitzondering kan worden gemaakt voor patiënten die streven naar terugkeer in de sport, bijvoorbeeld een sprongsporter, of voor een jonge patiënt die aan hardlopen doet of een spelsport beoefent waarin veel gelopen wordt.

6.4.7 Gewichtsverlies

Naast oefentherapie speelt ook gewichtsreductie een belangrijke rol in de behandeling van patiënten met meniscusklachten en overgewicht [13] aangezien de compressiekrachten op de meniscus stijgen naarmate het lichaamsgewicht hoger is. Slechts 1 % afname van lichaamsgewicht gaat al gepaard met een vermindering van kraakbeenverlies en een verbetering van kniepijn bij patiënten met een mediale meniscuslaesie [13].

6.5 Operatieve therapie

Tot 1970 was de gebruikelijke behandeling bij een meniscuslaesie een *totale meniscectomie*. Dit leidde bij veel patiënten tot vroegtijdige artrose. Daarom wordt deze operatieve interventie tegenwoordig bijna niet meer gebruikt [13]. Op dit moment zijn de meest toegepaste operatietechnieken voor meniscuslaesies een *meniscusreparatie/-hechting* en een *partiële meniscectomie*.

De belangrijkste factor die bepaalt welk van de twee operaties wordt uitgevoerd, is de leeftijd van de patiënt [13]. Bij jonge patiënten wordt, indien mogelijk, de meniscus gehecht, en bij ouderen wordt het gescheurde deel van de meniscus verwijderd (partiële meniscectomie) [13]. Dit heeft ermee te maken dat een jong iemand een meniscusletsel op loopt als gevolg van een trauma, waarna een scherpe, lokaal afgebakende scheur, veelal in de periferie van de meniscus ontstaat. Die is dikwijls goed te hechten. Is er sprake van een degeneratief, uitgebreider, groter, mild letsel, dat vooral op oudere leeftijd voorkomt, dan heeft een meniscushechting geen zin. Dit komt doordat op oudere leeftijd de meniscus slechter doorbloed wordt, vaak meerdere scheurtjes bevat en de scheurtjes veelal doorlopen tot in het nietdoorbloede centrale gedeelte van de meniscus. In dat geval wordt een partiële meniscectomie uitgevoerd, waarbij echt alleen het beschadigde weefsel wordt verwijderd en niet meer dan dat [12]. De huidige operatietechnieken streven ernaar zo veel mogelijk van de meniscus te bewaren, om zo de kans op vroegtijdige artrose te verkleinen.

Ook bij een jonge patiënt bij wie het te laat is om de meniscus te hechten, kan een partiële meniscectomie worden uitgevoerd. Er komt echter steeds meer bewijs dat bij jongvolwassenen een meniscushechting, ten opzichte van een partiële meniscectomie, op lange termijn het risico op knieartrose verkleint [13]. Een vroegtijdige herkenning van een meniscuslaesie kan voorkomen dat het te laat is voor een meniscushechting en er alsnog een partiële meniscectomie moet worden uitgevoerd. Daarnaast blijkt dat hoe langer een meniscuslaesie bestaat, hoe groter de kans op deformatie (bijkomende scheurtjes). Het verdient dus aanbeveling om een jonge patiënt met symptomen van meniscusletsel bij twijfel altijd door te sturen, ook als hij of zij niet sport. De orthopeed kan dan bepalen wat het beste beleid is.

6.5.1 Partiële meniscectomie versus conservatieve behandeling bij ouderen

Bij volwassenen van middelbare leeftijd en ouderen met meniscusklachten wordt lang niet altijd een operatie uitgevoerd. Tijdens een partiële meniscectomie wordt weliswaar het gescheurde deel van de meniscus verwijderd, maar het overige degeneratieve deel van meniscus en kraakbeen blijft bestaan. Uiteindelijk blijkt een partiële meniscectomie bij deze patiëntencategorie niet tot betere resultaten te leiden dan conservatieve behandeling [13, 14]. De resultaten zijn gelijk voor wat pijn en functieverbetering betreft en conservatieve therapie blijkt zelfs betere resultaten op te leveren voor wat de spierkracht op korte termijn betreft [15]. Conservatieve therapie wordt momenteel dus toegepast als eerstekeuzebehandeling bij oudere patiënten met symptomatische degeneratieve meniscusklachten [13, 14]. Als drie maanden conservatieve therapie niet geholpen heeft, kan alsnog een partiële meniscectomie overwogen worden [14]. Oudere meniscuspatiënten profiteren meer van een partiële meniscectomie als de mate van artrose in de knie meevalt [6].

In geval van slotklachten met manklopen wordt een ouder persoon met meniscusklachten wel geopereerd [13].

6.5.2 Revalidatie na een operatie

Op de lange termijn geeft een operatieve *reparatie* van de meniscus betere resultaten dan een partiële meniscectomie. Nadeel is de langere revalidatietijd erna; de hechting dient in eerste instantie beschermd te worden, dus een rustigere opbouw van mobiliteit en belasting is na een meniscushechting noodzakelijk. Dit is een afweging die gemaakt moet worden bij bijvoorbeeld atleten die een snelle terugkeer naar hun sport wensen.

Bij patiënten die na een (partiële) meniscectomie pijnklachten blijven houden, kan een *meniscustransplantatie* uitgevoerd worden [16].

De meniscus is een secundaire stabilisator van de knie. Bij een instabiele knie als gevolg van een insufficiënte voorste kruisband zorgt met name de achterhoorn van de mediale meniscus ervoor dat de anterieure translatie van de tibia geremd wordt. De meniscus treedt dan op als een soort schokbreker (fig. 2.1). Als er naast een voorstekruisbandreconstructie tevens een medialemeniscusresectie wordt verricht, zal de laxiteit van het kniegewricht sterk toenemen. Een meniscushechting verdient dan de voorkeur: de schokbrekerfunctie blijft in dat geval bestaan, zodat de postoperatieve laxiteit niet erger is dan die van een geïsoleerde voorstekruisbandreconstructie [17]. Om de laxiteit in een knie met een voorstekruisbandreconstructie postoperatief te verminderen en daarmee op den duur artrose van de knie te voorkomen wordt dus altijd aangeraden de meniscus te hechten [17]. Voor het oefenprogramma betekent dit dat vooral de hamstrings getraind moeten worden om anterieure translatie van de tibia musculair te remmen.

6.6 Oefenprogramma

Een concreet oefenprogramma dat gebruikt kan worden als conservatieve therapie na een meniscusletsel, is te vinden in ▶H. 7.

6.7 Nadere informatie

Nadere informatie en uitgebreidere casuïstiek over deze aandoening zijn te vinden in eerdere uitgaven van Orthopedische Casuïstiek:
- Onderzoek en behandeling van de knie, ▶H. 3.
- Onderzoek en behandeling van sportblessures van de onderste extremiteit, ▶H. 10.

Literatuur

1. Witvrouw E, Lorent M. Oefentherapie bij knieaandoeningen. Antwerpen: standaard uitgeverij; 2005. ▶Hoofdstuk 2.
2. Steen CWMN van der, Rondhuis G, Moorsel SR van, Brooijmans F, Lenssen AF, Hullegie W, Veldhuizen HJ, Hendriks HJM. KNGF-Richtlijn Meniscectomie. Amersfoort: Drukkerij de Gans; 2006.
3. Janssen RPA. Beschermt een voorstekruisbandreconstructie tegen artrose van de knie. Physios. 2011;1:23–30.
4. Barber FA. What is the terrible triad? Arthroscopy 1992;8(1):19–22.
5. Shelbourne KD, Nitz PA. The O'Donoghue triad revisited. Combined knee injuries involving anterior cruciate and medial collateral ligament tears. Am J Sports Med. 1991;19(5):474–7.
6. Lamplot JD, Brophy RH. The role for arthroscopic partial meniscectomy in knees with degenerative changes: a systematic review. Bone Joint J. 2016;98-B(7):934–8.
7. Lowery DJ, Farley TD, Wing DW, Sterett WI, Steadman JR. A clinical composite score accurately detects meniscal pathology. Arthroscopy 2006;22(11):1174–9.
8. Konan S, Rayan F, Haddad FS. Do physical diagnostic tests accurately detect meniscal tears? Knee Surg Sports Traumatol Arthrosc. 2009;17:806–11.
9. Brent BM, Joshua AC, Thomas RB. A meta-analysis examining clinical test utilities for assessing meniscal injury. Clin Rehabil. 2008;22:143–61.
10. Karachalios T, Hantes M, Zibis AH, Zachos V, Karantanas AH, Malizos KN. Diagnostic accuracy of a new clinical test (the Thessaly test) for early detection of meniscal tears. J Bone Joint Surg Am. 2005;87(5):955–62.
11. Malanga GA, Andrus S, Nadler SF, McLean J. Physical examination of the knee: a review of the original test description and scientific validity of common orthopedic tests. Arch Phys Med Rehabil. 2003;84(4):592–603.
12. Giuliani JR, Burns TC, Svoboda SJ, Cameron KL, Owens BD. Treatment of meniscal injuries in young athletes. J Knee Surg. 2011;24(2):93–100.
13. Mezhov V, Teichtahl AJ, Strasser R, Wluka AE, Cicuttini FM. Meniscal pathology – the evidence for treatment. Arthritis Res Ther. 2014;16(2):206. (Epub 2014 Mar 20).
14. Becker R, Bernard M, Scheffler S, Kopf S. Treatment of degenerative meniscal lesions: from eminence to evidence-based medicine. Orthopade. 2017;46(10):808–21.
15. Swart NM, Oudenaarde K van, Reijnierse M, Nelissen RG, Verhaar JA, Bierma-Zeinstra SM, Luijsterburg PA. Effectiveness of exercise therapy for meniscal lesions in adults: a systematic review and meta-analysis. J Sci Med Sport 2016;19(12):990–8.
16. Brelin AM, Rue JP. Return to play following meniscus surgery. Clin Sports Med. 2016;35(4):669–78.
17. Cristiani R, Rönnblad E, Engström B, Forssblad M, Stålman A. Medial meniscus resection increases and medial meniscus repair preserves anterior knee laxity: a cohort study of 4.497 patients with primary anterior cruciate ligament reconstruction. Am J Sports Med. 2017 Oct 1;363546517737054.

Oefenprogramma meniscuslaesie

Patty Joldersma

Samenvatting
▶ Hoofdstuk 7 beschrijft en illustreert een uitgebreid oefenprogramma dat gebruikt kan worden bij de conservatieve behandeling van een meniscuslaesie. Het hoofdstuk bevat ruim 70 afbeeldingen van oefeningen.

7.1 Inleiding – 89

7.2 Mobilisatie-oefeningen van de knie – 89
7.2.1 Bungelen – 89
7.2.2 Heel slides in zit en wall slides – 89
7.2.3 Knie-extensie met ondersteuning – 89
7.2.4 Prone hangs – 89
7.2.5 Lichtbelaste knieflexie aan het wandrek – 91

7.3 Stabilisatie-oefeningen van de knie – 91

7.4 Quadricepsversterking in een open keten – 91
7.4.1 Knie-extensie in ruglig – 91
7.4.2 Leg extension in zit – 91
7.4.3 ASLR: Active straight leg raise – 95

7.5 Quadricepsversterking in een gesloten keten – 95
7.5.1 Partieel belaste quadricepsoefeningen – 95
7.5.2 Leg press – 96
7.5.3 Split squat – 96

© Bohn Stafleu van Loghum is een imprint van Springer Media B.V., onderdeel van Springer Nature 2018
P. Joldersma en K. van Nugteren (Red.), *Oefenprogramma's voor de knie*, Orthopedische Casuïstiek,
https://doi.org/10.1007/978-90-368-2192-6_7

7.5.4	Deadlift	– 98
7.5.5	Squat	– 99
7.5.6	Lunge	– 100
7.5.7	Step-up step-down	– 101
7.5.8	Single leg squat	– 102
7.6	Speedladdertraining voor coördinatie en snelheid	– 102

7.1 Inleiding

Het oefenprogramma in dit hoofdstuk kan worden gebruikt als conservatieve behandeling na een meniscuslaesie.

Het oefenprogramma bestaat uit:
- mobilisatie-oefeningen van de knie;
- stabilisatie-oefeningen van de knie;
- spierversterkende oefeningen voor de quadriceps in een open keten;
- spierversterkende oefeningen voor de quadriceps in een gesloten keten;
- speedladdertraining voor de coördinatie en snelheid.

7.2 Mobilisatie-oefeningen van de knie

De volgende oefeningen kunnen worden toegepast als er sprake is van een bewegingsbeperking.

7.2.1 Bungelen (◘ fig. 7.1)

Neem plaats op de rand van de bank en bungel het aangedane been ontspannen een tot enkele minuten heen en weer.

7.2.2 Heel slides in zit en wall slides (◘ fig. 7.2)

- Heel slides in zit. Buig de knie door de voet van het aangedane been zover mogelijk onder de stoel naar achteren te schuiven en strek de knie vervolgens weer helemaal.
- Wall slides. Schuif de voet van het aangedane been tegen de muur naar beneden en strek de knie door de voet vervolgens weer naar boven te schuiven.

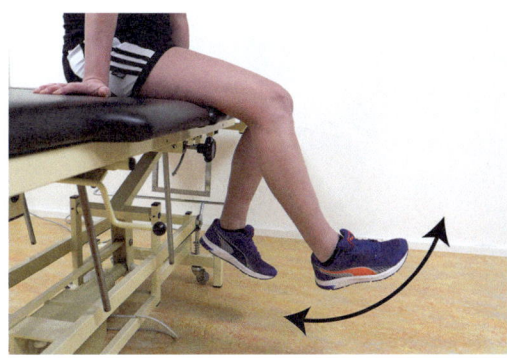

◘ **Figuur 7.1** Bungelen

7.2.3 Knie-extensie met ondersteuning (◘ fig. 7.3)

Ondersteun het aangedane been met de voet van het niet-aangedane been. Breng het been omhoog en omlaag zonder dat het aangedane been kracht hoeft te zetten. Eventueel kan het aangedane been wel op eigen kracht naar beneden worden bewogen (excentrisch).

7.2.4 Prone hangs (◘ fig. 7.4)

Ga op de buik liggen met de knie net over het uiteinde van het bed of de behandelbank. Laat het onderbeen afhangen zodat de knie in gestrekte positie doorhangt. Dit kan zowel passief als actief, waarbij in het laatste geval de knie met behulp van de spieren naar beneden wordt gedrukt. Houd dit passief enkele minuten vol of herhaal dit actief enkele keren. Door een handdoekrol onder het bovenbeen te plaatsen hoeft de patiënt niet op het uiteinde van de bank of het bed te liggen.

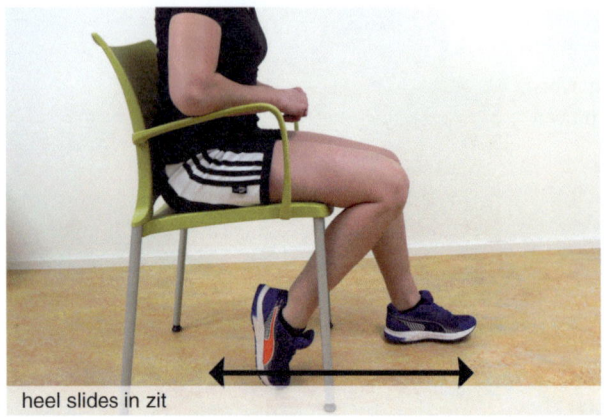
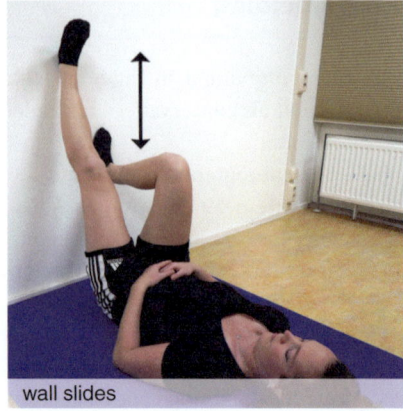

Figuur 7.2 Heel slides in zit en wall slides

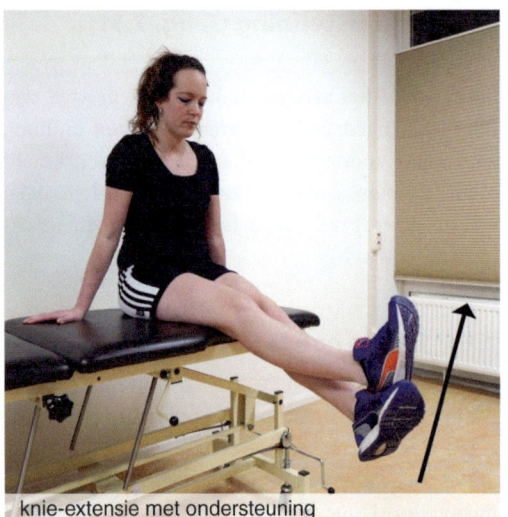

Figuur 7.3 Knie-extensie met ondersteuning

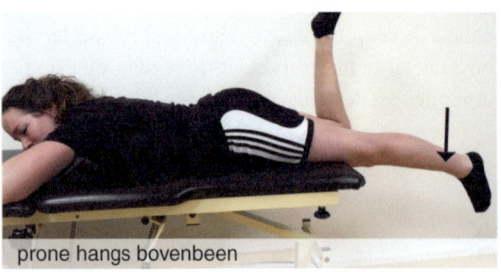
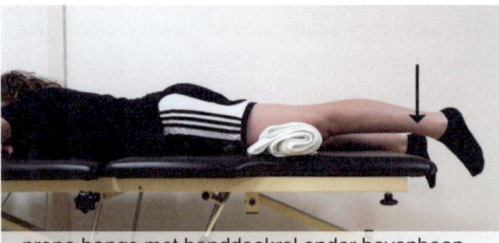

Figuur 7.4 Prone hangs

7.4 · Quadricepsversterking in een open keten

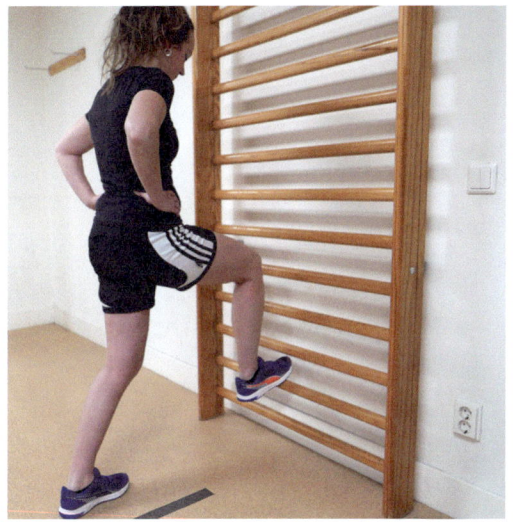

Figuur 7.5 Lichtbelaste knieflexie aan het wandrek

7.2.5 Lichtbelaste knieflexie aan het wandrek (fig. 7.5)

Steun met de voet van het aangedane been op een sport van het wandrek. Bepaal zelf hoeveel druk er op de knie wordt gezet en buig de knie langzaam tot de pijngrens. Strek de knie vervolgens weer.

Plaatsing van de voet op een hogere sport van het wandrek geeft meer flexie van de knie.

7.3 Stabilisatie-oefeningen van de knie (fig. 7.6)

De stabilisatie-oefeningen worden opgebouwd door te bewegen in een recht (voor-achterwaarts of zijwaarts) vlak naar uiteindelijk een rotatoir vlak. Verder worden de oefeningen opgebouwd van tweebenige naar eenbenige stabilisatie-oefeningen.

Voor stabilisatie van de knie kunnen stabilisatieoefeningen als staan op één been of staan in lungepositie met allerlei variaties gebruikt worden.

Voor de opbouw van deze oefeningen kan gebruik worden gemaakt van instabiele ondergronden zoals een bosubal, balanstol of trampoline. Verder kan worden gewerkt met dubbeltaken waarbij armbewegingen en beenbewegingen worden gemaakt. Allerlei materialen kunnen worden gebruikt zoals een bal, ballon en tennisballetjes.

Ook spierversterkende oefeningen zoals een lunge, single leg squat en step-up knee-up, kunnen op instabiele ondergronden worden uitgevoerd. Verder kan de pulley worden gebruikt terwijl de patiënt op een bosubal staat. Voor rotatoire oefeningen kunnen pulley en bosubal eveneens worden gebruikt, net als een gewichtsschijf of een elastische band om het bovenbeen.

7.4 Quadricepsversterking in een open keten

7.4.1 Knie-extensie in ruglig (fig. 7.7)

Plaats een opgerolde handdoek onder de knie en strek de knie terwijl de voet opgetrokken wordt. Houd dit enkele seconden vast (statisch) of beweeg het onderbeen in een langzame, vloeiende beweging op en neer zonder met de hak de bank te raken. De bewegingsuitslag kan vergroot worden door een roller onder de knie te plaatsen.

7.4.2 Leg extension in zit (fig. 7.8)

Strek de knie, trek de voet naar je toe en houd dit enkele seconden vast (isometrisch) in diverse kniehoeken, of breng het been vervolgens weer langzaam terug (dynamisch) tot boven de grond, zodat er spanning op de quadriceps blijft. De oefening kan verzwaard worden met een gewichtsmanchet om de enkel of het onderbeen.

Stabilisatie-oefeningen in een recht vlak.

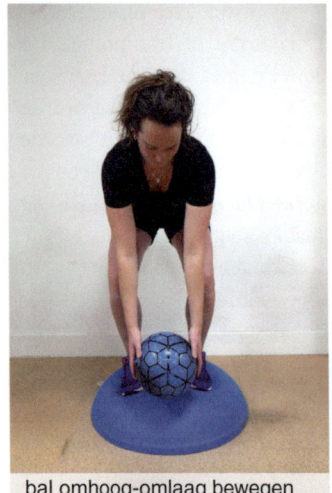
bal omhoog-omlaag bewegen

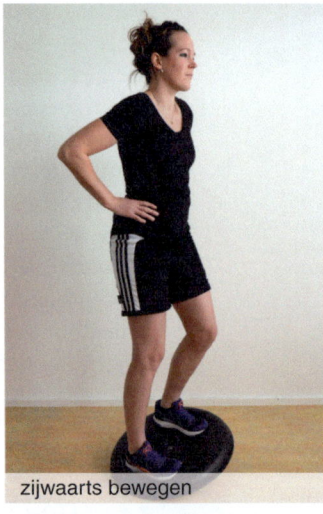
zijwaarts bewegen

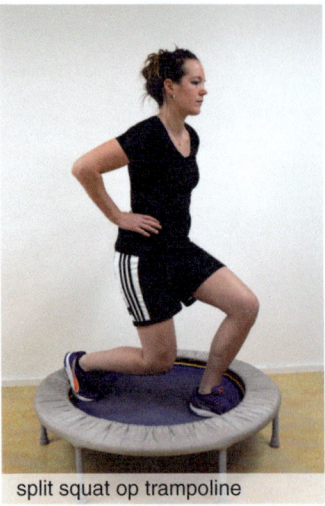
split squat op trampoline

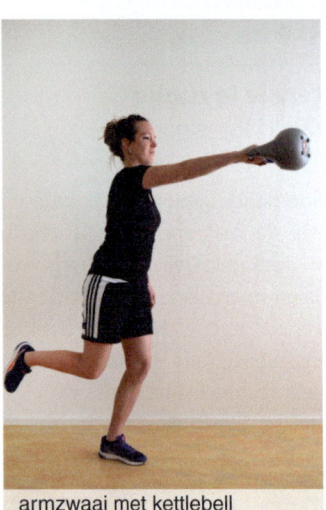
armzwaai met kettlebell

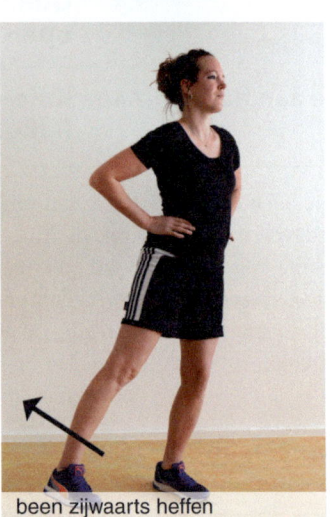
been zijwaarts heffen

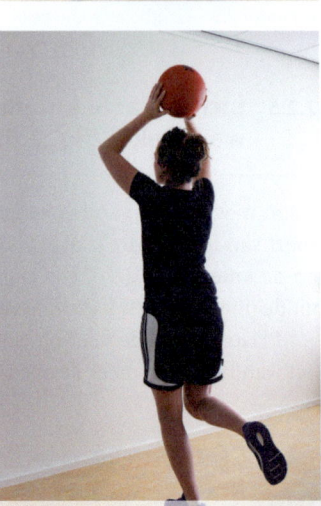
bovenhands bal tegen muur gooien

Figuur 7.6 Stabilisatie-oefeningen in een recht vlak en in een rotatoir vlak

7.4 · Quadricepsversterking in een open keten

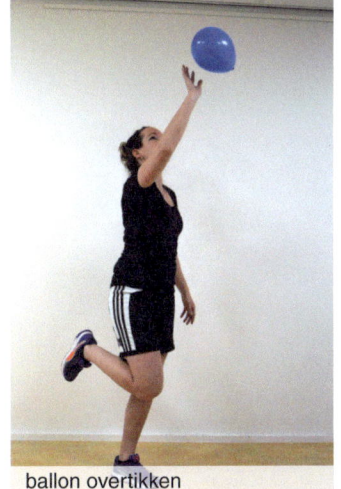
ballon overtikken

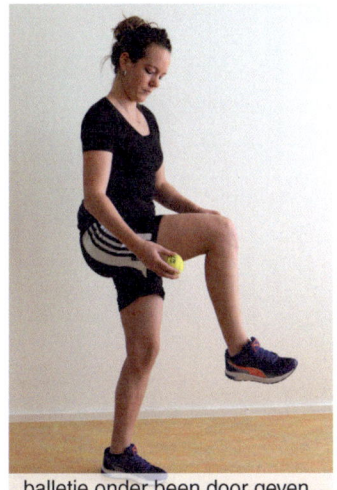
balletje onder been door geven

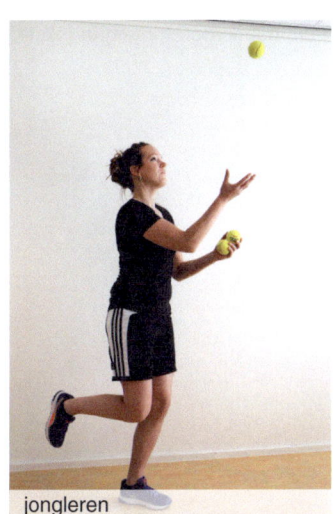
jongleren

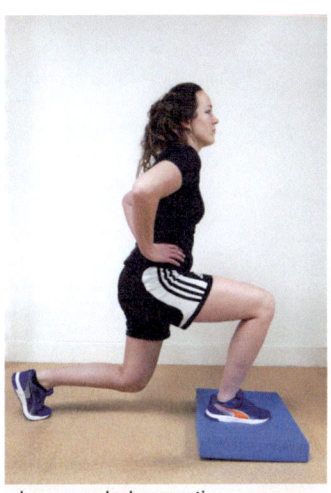
lunge op balansmatje

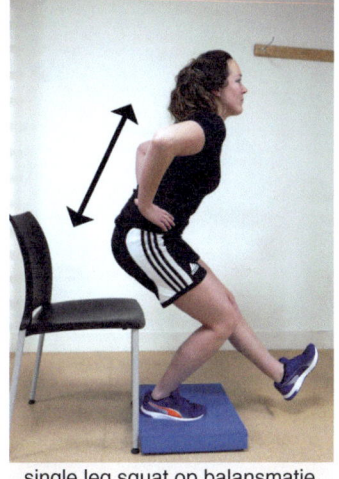
single leg squat op balansmatje

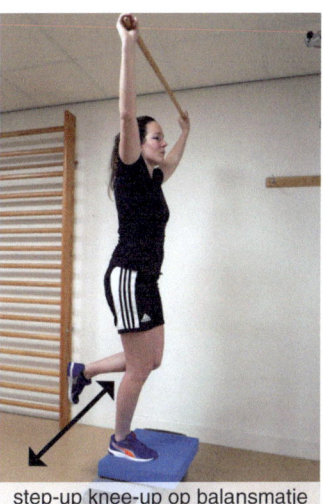
step-up knee-up op balansmatje

schaatsbeweging beginpositie

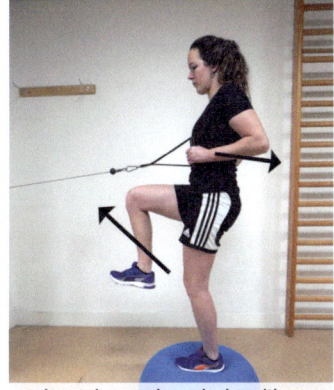
schaatsbeweging eindpositie

Figuur 7.6 Stabilisatie-oefeningen in een recht vlak en in een rotatoir vlak (vervolg)

Stabilisatie-oefeningen in rotatoir vlak.

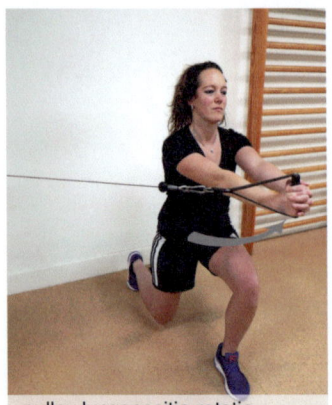
pulley lungepositie rotatie

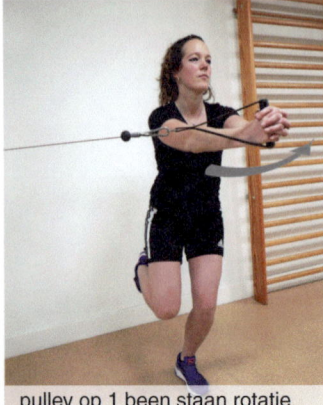
pulley op 1 been staan rotatie

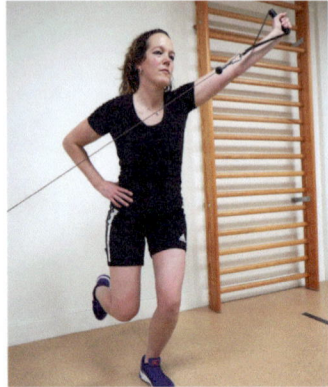
pulley arm naar linksboven

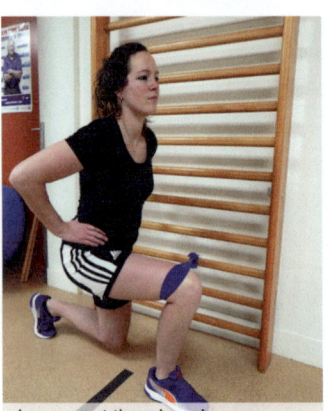
lunge met theraband

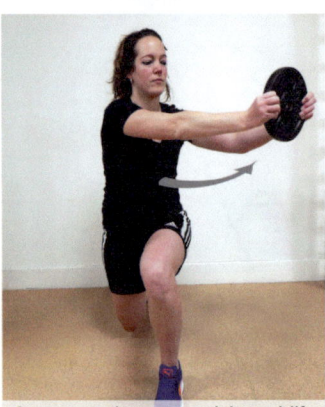
lunge rotatie met gewichtsschijf

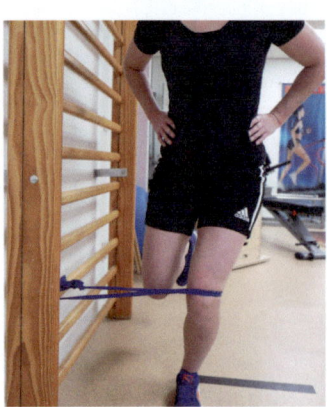
single leg squat met theraband

◘ **Figuur 7.6** Stabilisatie-oefeningen in een recht vlak en in een rotatoir vlak (vervolg)

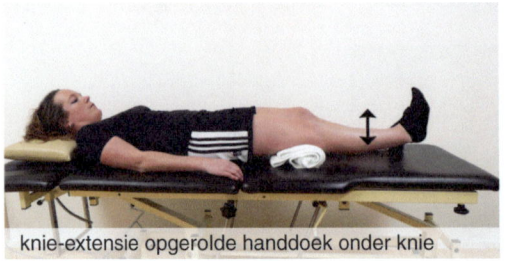
knie-extensie opgerolde handdoek onder knie

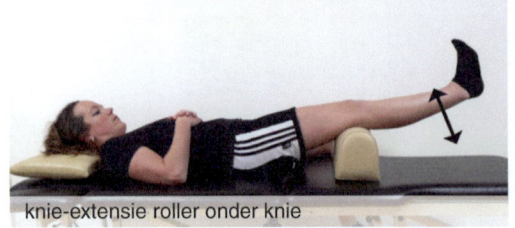
knie-extensie roller onder knie

◘ **Figuur 7.7** Knie-extensie in ruglig

7.5 · Quadricepsversterking in een gesloten keten

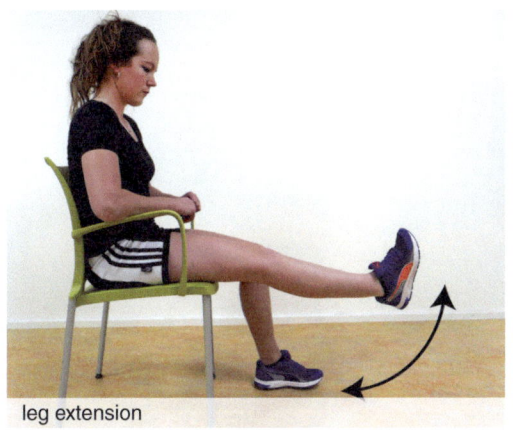

Figuur 7.8 Leg extension in zit

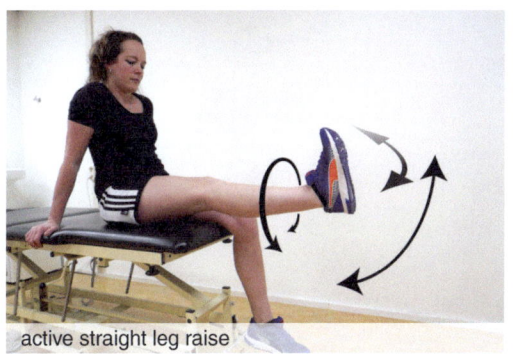 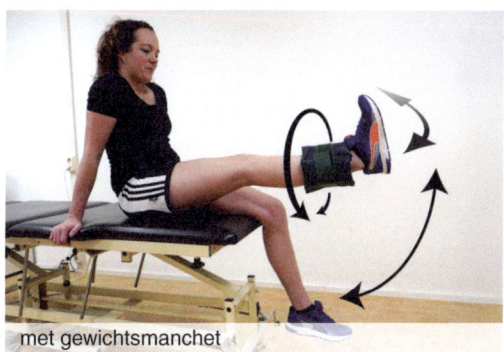

Figuur 7.9 ASLR: Active straight leg raise

7.4.3 ASLR: Active straight leg raise (fig. 7.9)

Strek de knie, trek de voet naar je toe en til het bovenbeen een klein stukje van de ondergrond. Houd dit enkele seconden vast. Bouw dit op tot 30 à 60 seconden. De oefening kan verzwaard worden met een gewichtsmanchet om het onderbeen.

Variaties op de oefening zijn met het opgetilde gestrekte been kleine stukjes omhoog-omlaag bewegen (anteflexie-retroflexie), kleine stukjes zijwaarts bewegen (abductie-adductie), rondjes linksom-rechtsom draaien en het alfabet schrijven.

7.5 Quadricepsversterking in een gesloten keten

7.5.1 Partieel belaste quadricepsoefeningen (fig. 7.10)

Als belasten van de aangedane knie nog te pijnlijk is, kan worden begonnen met partieel belaste oefeningen voor het versterken van de quadriceps. Hierbij kunnen oefeningen als squats, lunges en step-ups uitgevoerd worden tussen de leggers van een brug waarop met de armen wordt gesteund. Thuis kan geoefend worden met partiële belasting met behulp van twee stoelen waar de patiënt tussenin gaat staan.

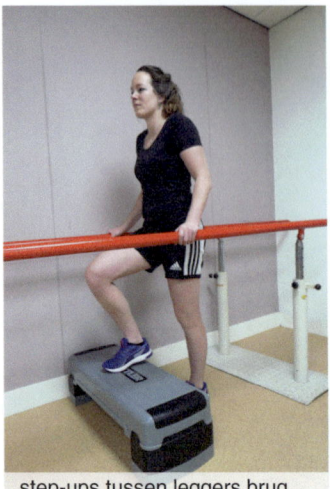
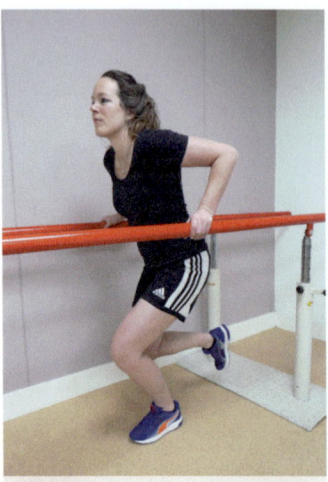
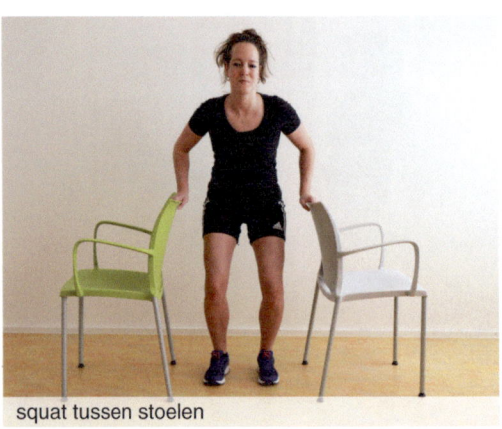
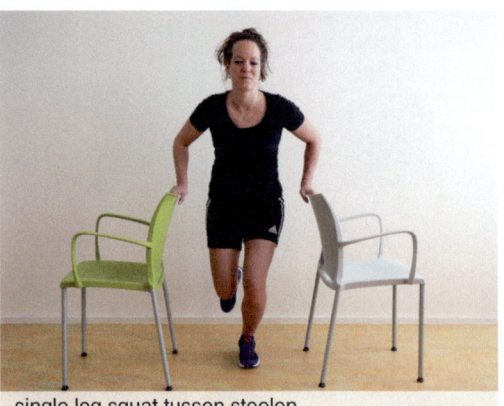

Figuur 7.10 Partieel belaste quadricepsoefeningen

7.5.2 Leg press (fig. 7.11)

Plaats de voeten op heupbreedte op het plateau en duw afhankelijk van de soort leg press het plateau of de stoel weg zodat de knieën net niet gestrekt worden. Buig de knieën vervolgens langzaam tot 90° flexie indien mogelijk. Hoe lager de voeten op het plateau worden geplaatst, hoe meer de quadriceps en hoe minder de hamstrings worden gerekruteerd. In zitpositie wordt vooral de quadriceps getraind, in ligpositie wordt er meer activiteit van de hamstrings gevraagd. In ligpositie met 30° heupflexie vindt de meeste cocontractie tussen quadriceps en hamstrings plaats. De oefening kan verzwaard worden door haar eenbenig uit te voeren.

Om tegelijkertijd de kuitspieren mee te trainen of om de gehele strekketen te activeren, kan de kniestrekking gevolgd worden door een plantairflexie van de voet.

7.5.3 Split squat (fig. 7.12)

Ga in lungepositie staan met het ene been vóór en het andere been achter. Zak door beide knieën tot de achterste knie de grond net niet raakt en

7.5 · Quadricepsversterking in een gesloten keten

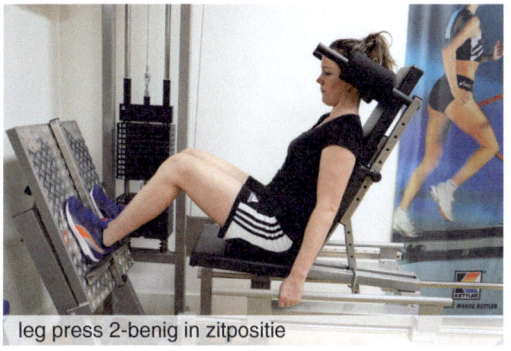
leg press 2-benig in zitpositie

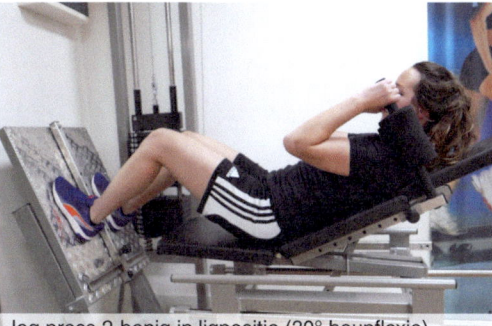
leg press 2-benig in ligpositie (30° heupflexie)

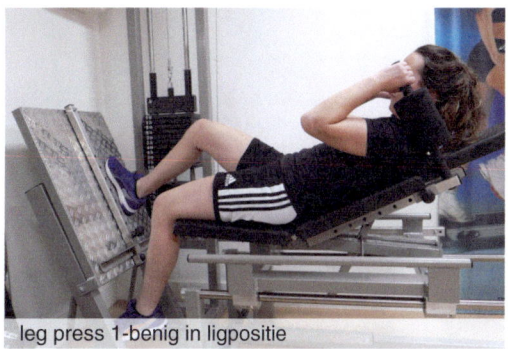
leg press 1-benig in ligpositie

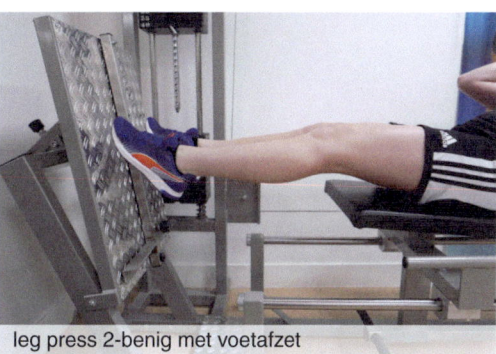
leg press 2-benig met voetafzet

Figuur 7.11 Leg press

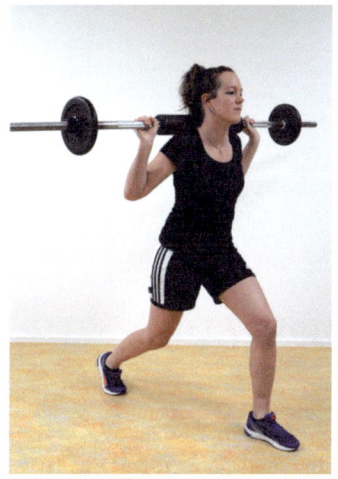
beginpositie split squat

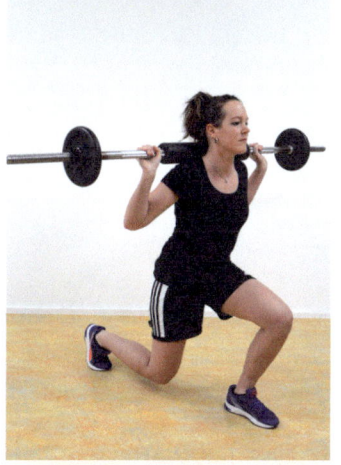
eindpositie split squat

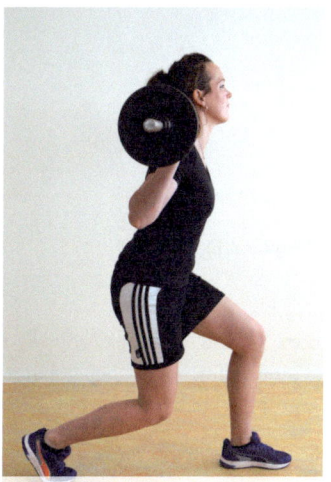
high split squat

Figuur 7.12 Split squat

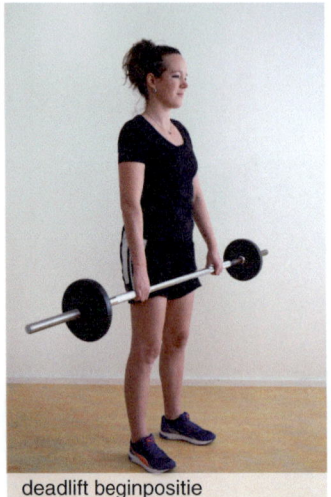 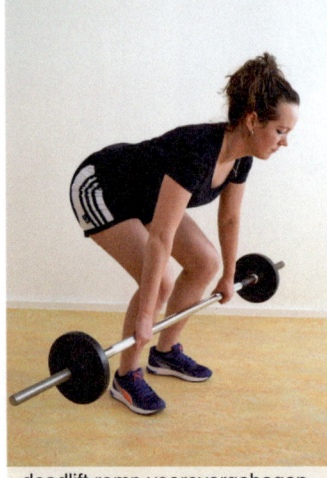 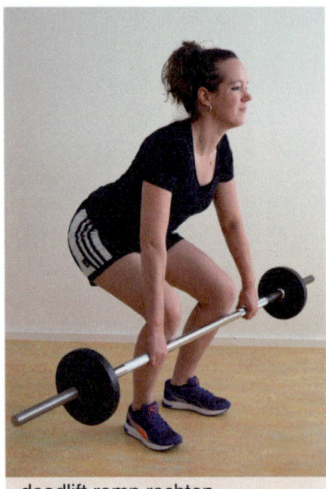
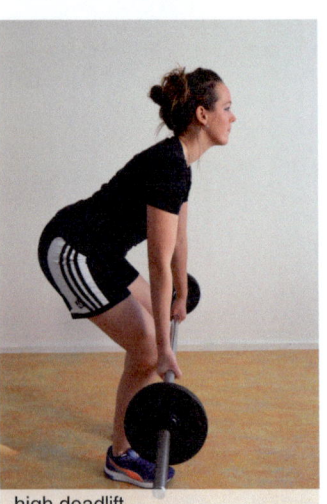 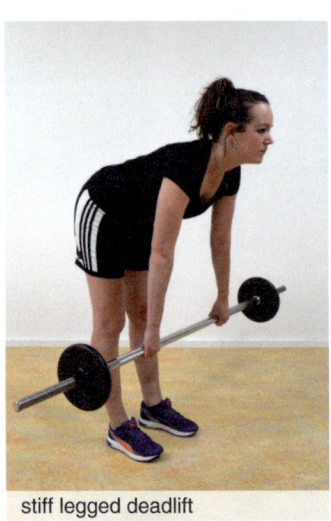 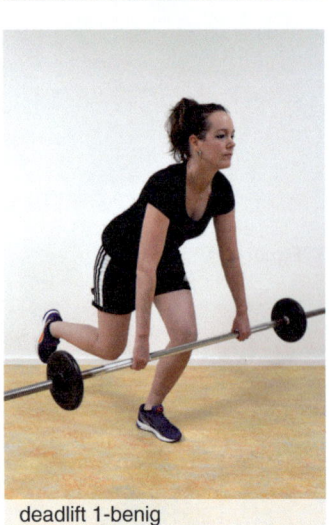

Figuur 7.13 Deadlift

kom vervolgens weer omhoog tot de benen weer gestrekt zijn. Houd het lichaamszwaartepunt tussen beide voeten in en blijf met de voeten in lungepositie staan. Dit noemt men een split squat. Zet na enkele herhalingen het andere been voor.

Omdat de meniscus bij grotere flexiehoeken van de knie meer belast wordt, wordt de revalidatie begonnen met een *high split squat* waarbij de aangedane knie niet verder dan 60° buigt. De split squat kan met of zonder halter of extra gewicht worden uitgevoerd.

7.5.4 Deadlift (fig. 7.13)

Sta met de voeten op heupbreedte en pak de halter vast. Buig met een rechte rug vanuit de heup naar voren en zak tegelijkertijd door de knieën. Houd de wervelkolom tijdens de hele oefening gestrekt, de schouderbladen in retractie en kijk naar voren. Hoe meer men vooroverbuigt met de romp, hoe meer de hamstrings gerekruteerd worden. Houd men de romp meer rechtop, dan ligt het accent meer op de quadriceps.

7.5 · Quadricepsversterking in een gesloten keten

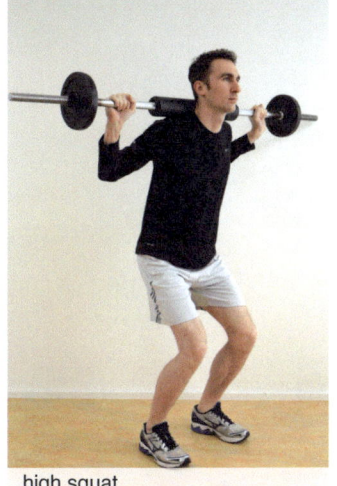
high squat

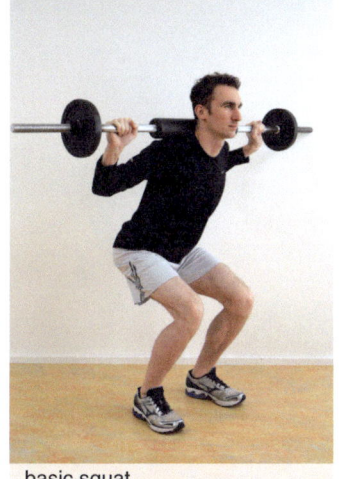
basic squat

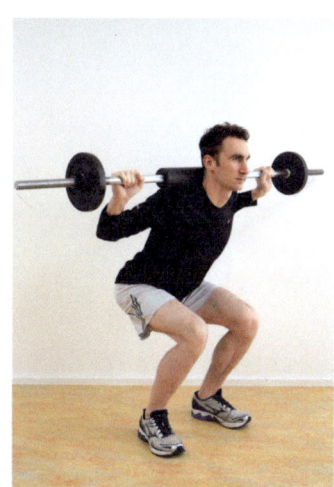
horizontal squat

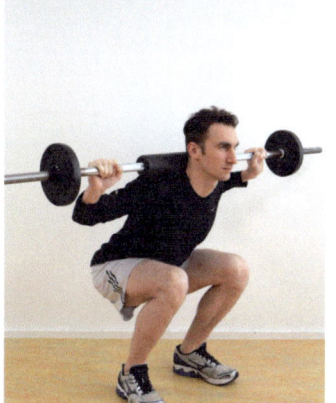
deep squat

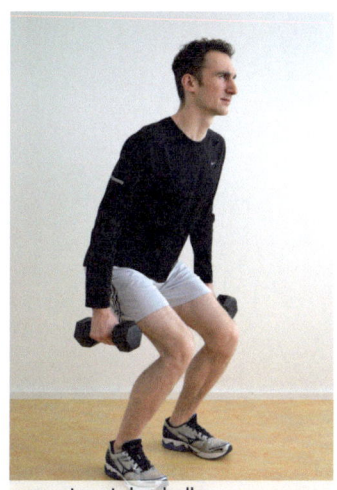
squat met dumbells

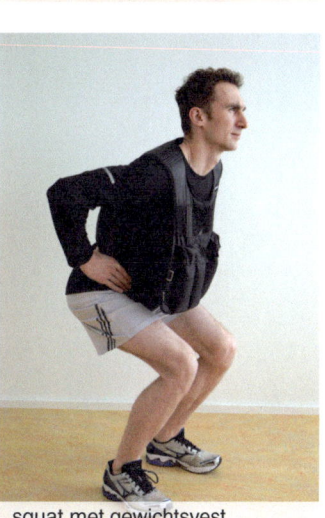
squat met gewichtsvest

Figuur 7.14 Squat

Omdat de meniscus zwaarder belast wordt bij een diepere buighoek van de knie, wordt de eerste periode een high deadlift (ondiepe flexiehoek) gemaakt (tot maximaal 60° flexie).

Als de knieën gestrekt worden gehouden tijdens de deadlift, spreekt men van een stiff legged deadlift. Daarbij worden de hamstrings meer ingeschakeld dan de rugmusculatuur.

De deadlift kan verzwaard worden met het gewicht van de halter, maar ook door de deadlift eenbenig uit te voeren (fig. 7.13).

7.5.5 Squat (fig. 7.14)

Zet de voeten op heupbreedte en iets naar buiten wijzend. Zak door de knieën tot een bepaalde hoek (afhankelijk van de revalidatiefase) en kom vervolgens weer terug omhoog. Houd het bovenlichaam rechtop. Om de meniscus progressief te belasten kan de squat geleidelijk worden opgebouwd van een high squat (60° flexie) naar een basic squat (90°), een horizontal squat (120°) en indien nodig voor de sport of het werk een deep squat.

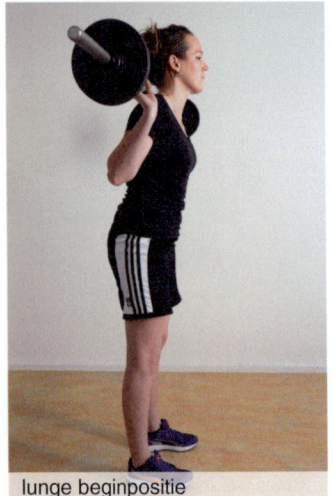
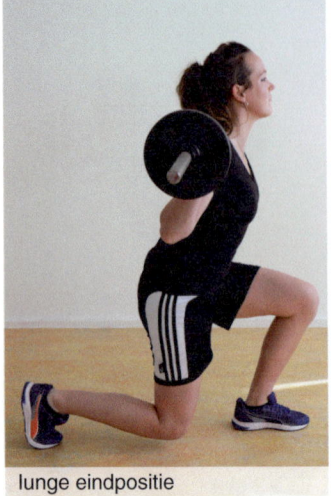
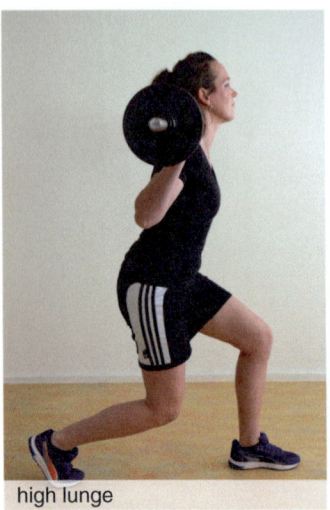
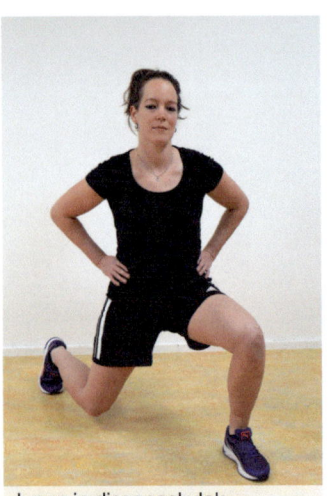
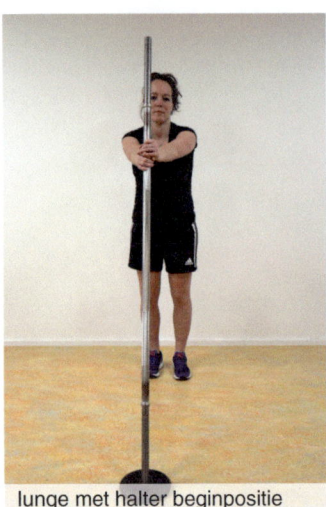
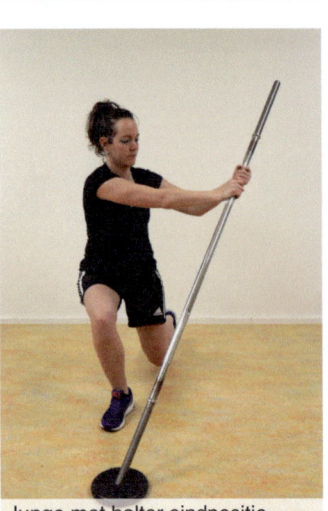

Figuur 7.15 Lunge

In eerste instantie wordt de squat uitgevoerd zonder extra trainingsgewicht. Vervolgens wordt hij verzwaard door dumbells, een halter of een gewichtsvest.

7.5.6 Lunge (fig. 7.15)

Sta met beide voeten naast elkaar, maak een grote stap naar voren, zak naar beneden totdat de achterste knie de grond net niet raakt en stap terug naar achteren zodat beide voeten weer naast elkaar staan. Houd tijdens de oefening het bovenlichaam rechtop en blijf naar voren kijken. Omdat de meniscus zwaarder belast wordt bij een diepere buighoek van de knie, wordt begonnen met een high lunge waarbij de knie niet verder belast wordt dan 60° flexie. De lunge kan richting side lunge opgebouwd worden door hem eerst in een diagonaal vlak uit te voeren. Er kan een rotatiecomponent toegevoegd worden aan de oefening door tijdens het uitstappen een verticale halter in zijwaartse richting te bewegen, waardoor het bovenlichaam roteert.

7.5 · Quadricepsversterking in een gesloten keten

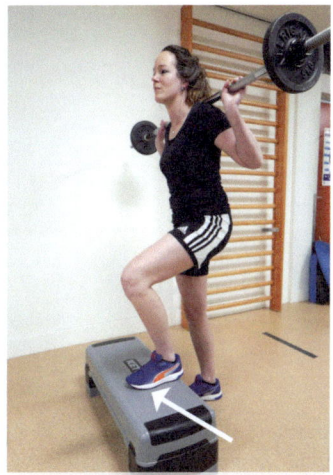
opstappen met aangedane been

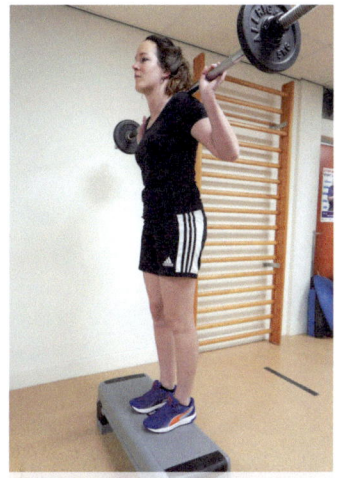
bijstappen

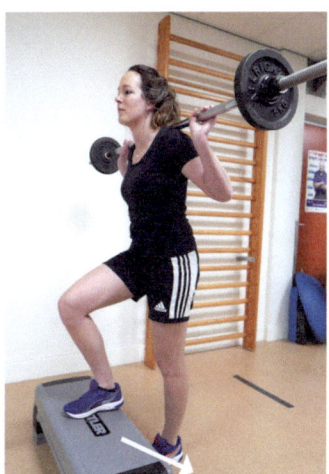
afstappen met aangedane been

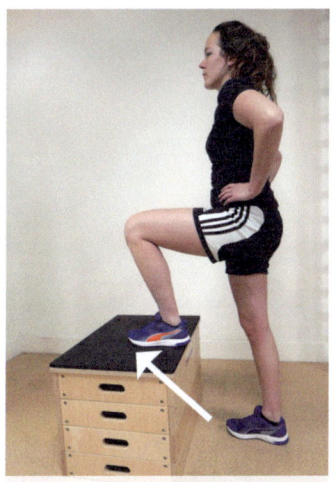
hogere step

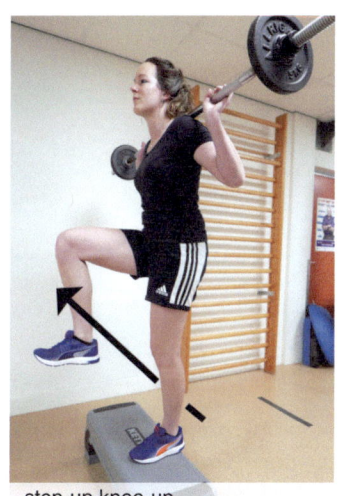
step-up knee-up

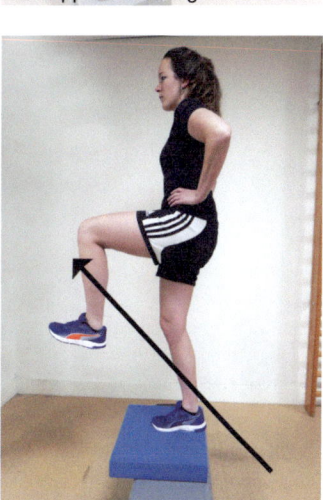
op instabiele ondergrond

Figuur 7.16 Step-up step-down

7.5.7 Step-up step-down (fig. 7.16)

Stap met het aangedane been voorwaarts op de step, plaats het andere been bij en stap vervolgens met het aangedane been weer achterwaarts van de step af. Het aangedane been wordt dus concentrisch belast. Zet tijdens het opstappen zo min mogelijk af met het niet-aangedane been, dat op de grond staat. Men kan ook met het aangedane been opstappen en met het andere been weer afstappen zodat het aangedane been zowel concentrisch als excentrisch belast wordt. Wil men het aangedane been alleen excentrisch trainen, dan stapt men met het niet-aangedane been op en ook weer af.

Ter verzwaring van de oefening kan een (zwaardere) halter of hogere step worden gebruikt. Om het accent meer op de stabiliteit te leggen kan

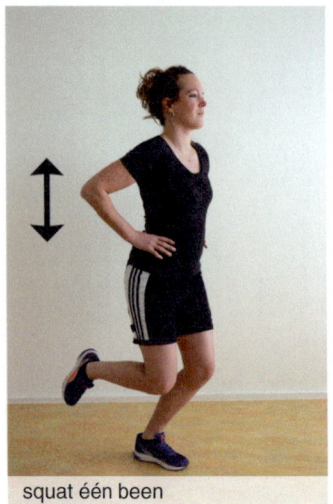 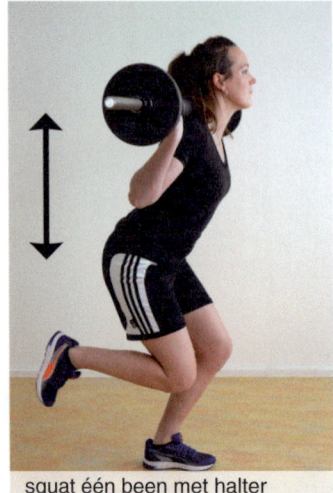 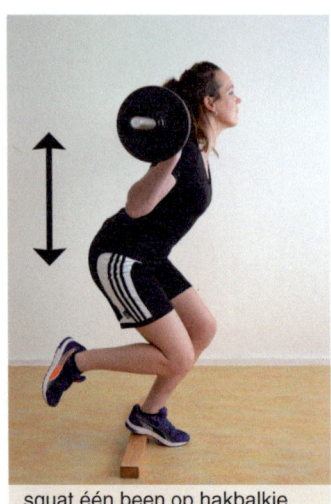

■ **Figuur 7.17** Single leg squat

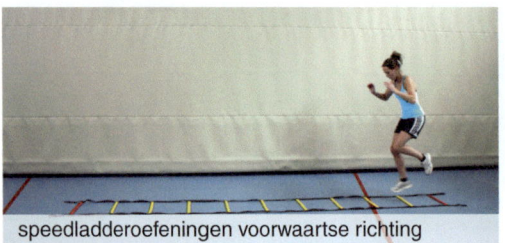 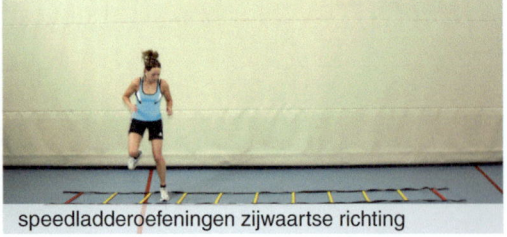

■ **Figuur 7.18** Speedladdertraining

de niet-aangedane knie geheven worden (step-up knee-up) of kan een instabiele ondergrond zoals een balansmatje worden gebruikt.

NB: Het standbeen is het been dat geoefend wordt.

7.5.8 Single leg squat (■ fig. 7.17)

Maak een kniebuiging op één been en kom weer omhoog. De oefening kan verzwaard worden met een halter in de nek. De quadriceps wordt zwaarder belast door een hakbalkje te gebruiken.

7.6 Speedladdertraining voor coördinatie en snelheid

Allerlei speedladderoefeningen kunnen worden uitgevoerd in voorwaartse en zijwaartse richting (■ fig. 7.18).

Gonartrose

Patty Joldersma

Samenvatting

Een 73-jarige vrouw krijgt geleidelijk steeds meer knieklachten. Er blijkt sprake te zijn van een beginnende artrose. ►Hoofdstuk 8 begint met het verhaal van deze patiënte en hoe zij hiervoor door de fysiotherapeut onderzocht wordt. Vervolgens beschrijft het hoofdstuk de bevindingen bij het onderzoek. De symptomatologie is die van een 'klassieke' patiënt met een knieartrose. De bespreking na de patiëntencasus gaat dieper in op artrose van de knie. Verder wordt uitgebreid aandacht besteed aan de therapeutische mogelijkheden voor deze chronische aandoening.

8.1   **Voorbeeldcasus – 105**
8.1.1   Bevindingen bij onderzoek – 105

8.2   **Bespreking – 105**

8.3   **Conservatieve therapie – 106**
8.3.1   Spierversterkende oefeningen – 107
8.3.2   Gewrichtsmobilisatie – 107
8.3.3   Coördinatie-, rek- en balansoefeningen – 107
8.3.4   Hydrotherapie – 108
8.3.5   Tai chi – 108
8.3.6   Low-impactsporten – 108
8.3.7   Medicatie – 108
8.3.8   Injecties – 108
8.3.9   Voedingssupplementen – 108
8.3.10   Gewichtsverlies – 109

© Bohn Stafleu van Loghum is een imprint van Springer Media B.V., onderdeel van Springer Nature 2018
P. Joldersma en K. van Nugteren (Red.), *Oefenprogramma's voor de knie*, Orthopedische Casuïstiek,
https://doi.org/10.1007/978-90-368-2192-6_8

8.4 Fysiotherapie – 109

8.5 Operatieve therapie – 110

8.6 Oefenprogramma – 110

8.7 Nadere informatie – 111

Literatuur – 111

8.1 Voorbeeldcasus

Een 73-jarige vrouw ervaart sinds enkele maanden zonder duidelijk aanwijsbare oorzaak geleidelijk steeds meer pijnklachten in haar rechterknie. Ze heeft al jaren met regelmatige tussenpozen last van haar knie, maar nu begint de pijn heviger te worden dan voorheen. De patiënte heeft momenteel pijn in rust die toeneemt als ze de knie belast. Langer dan een kwartier lopen lukt haar niet meer. Traplopen is door de pijn vrijwel onmogelijk geworden; ze moet dan echt bijstappen. De pijn is diffuus over de gehele knie aanwezig. Naast pijnlijk voelt de knie ook erg stijf aan. Dit is met name het geval als ze 's ochtends opstaat en als ze een tijd gezeten heeft. Na enkele passen gelopen te hebben, verminderen de pijn en stijfheid, waarna de pijn weer komt opzetten als ze te lang achtereen loopt.

Omdat de klachten blijven aanhouden, raadpleegt de patiënte haar huisarts. Deze laat een röntgenfoto maken, waarop een beginnende artrose van de knie zichtbaar is. De huisarts stuurt de patiënte door naar de fysiotherapeut.

8.1.1 Bevindingen bij onderzoek

- Het betreft een adipeuze vrouw met een BMI van 35.
- Er is sprake van een antalgisch looppatroon met een verkorte steunname van het rechterbeen.
- De knie is warm en pasteus gezwollen. Er is ook een lichte hydrops aanwezig.
- Passieve extensie is 15° beperkt.
- Passieve flexie is mogelijk tot maximaal 120°.
- Belaste flexie (kniebuiging in stand) provoceert de pijn en geeft crepitaties in de knie.
- De stabiliteit van de knie is in orde en ook de meniscustests zijn negatief.
- Er is sprake van joint line tenderness, zowel mediaal als lateraal.

Voor de uitvoering van het basisfunctieonderzoek en de toegevoegde tests zie de bijlagen I tot en met IV achterin dit boek.

8.2 Bespreking

Op basis van de anamnese en het klinisch onderzoek kan de diagnose gonartrose worden gesteld. Als men twijfelt over de diagnose, kan er röntgenonderzoek plaatsvinden. Een röntgenfoto kan de diagnose bevestigen of uitsluiten. De mate van klachten die een patiënt ervaart, is echter niet gerelateerd aan de mate van artrose die zichtbaar is op een röntgenfoto. Dit betekent dat een patiënt met een röntgenologisch lichte kniartrose hevige klachten kan ervaren en andersom [1] (fig. 8.1).

In ongeveer een derde van de gevallen begint knieartrose aan de mediale zijde. Pijn ontstaat dan aan de mediale zijde van het gewricht. De laterale femurcondyl en het laterale tibiaplateau bevatten in het begin vaak nog gezond kraakbeen.

De mediale gewrichtsspleet is gemiddeld smaller dan de laterale. O-benen vormen een verhoogd risico omdat deze zorgen voor een hogere belasting van het mediale gewrichtskraakbeen.

Er bestaan twee types knieartrose: de primaire knieartrose, die ontstaat door progressieve kraakbeenbeschadiging in de loop der tijd zonder duidelijke oorzaak, en de secundaire knieartrose, die veroorzaakt wordt door een trauma, inactiviteit, overgewicht of systeemaandoeningen zoals reumatoïde artritis. Er bestaat geen bewijs dat deze twee types ieder op een eigen manier behandeld moeten worden of anders reageren op de gegeven therapie [1].

> **Centrale sensitisatie**
>
> Hoewel er pathologische veranderingen in de gewrichtsstructuren ontstaan en perifere mechanismen betrokken zijn bij artrose, wijzen recente studies uit dat centrale sensitisatie van het zenuwstelsel een rol kan spelen bij de beleving van pijn in geval van artrose [2, 3]. Zo blijkt uit een review van Lluch et al. (2014) [2] dat centrale sensitisatie bij 30 % van alle artrosepatiënten een rol speelt. Ongeveer 20 % van de patiënten met een knieprothese houdt na de operatie last van pijnklachten en 60 % daarvan ondergaat binnen vijf jaar een revisieoperatie [4]. Juist de mensen met persisterende pijnklachten na een

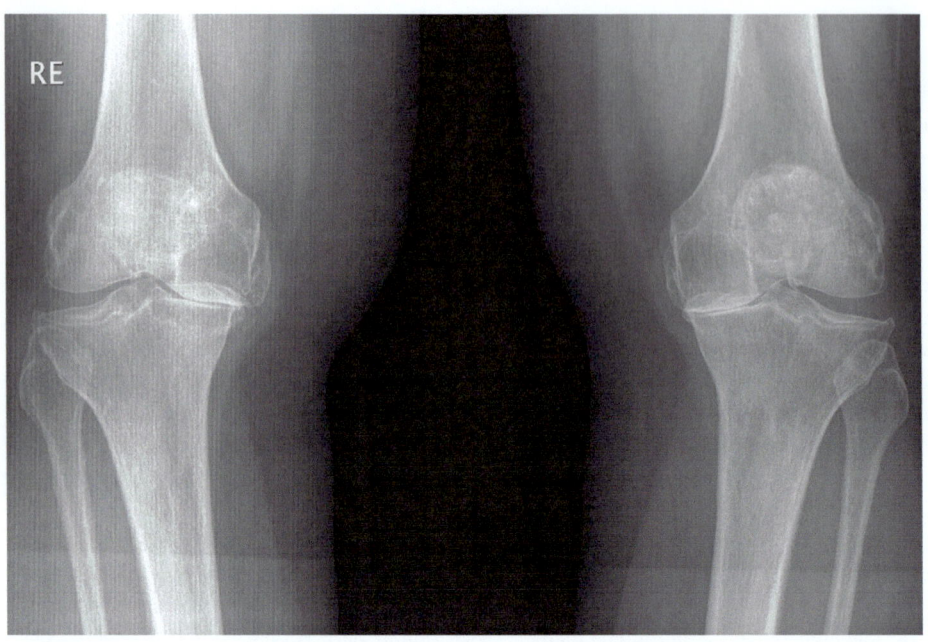

Figuur 8.1 Deze voor-achterwaartse röntgenfoto toont een ernstige tweezijdige mediale knieartrose bij een varusstand van beide benen

knieprothese vertonen de meeste kenmerken van centrale sensitisatie. Zij hebben in veel gevallen ook bij revisie van de prothese geen verbetering in klachten [5, 6].

8.3 Conservatieve therapie

De therapie bij artrose van de knie is gewoonlijk conservatief. Naast medicatie is oefentherapie de meest beschreven en aangeraden interventie in nationale en internationale richtlijnen in de behandeling van artrose [7]. Zo ook bij knieartrose. Oefentherapie laat een significante verbetering in pijn, functie en kwaliteit van leven bij patiënten met knieartrose zien [8]. Het blijkt dat oefentherapie bij knieartrose al direct na de training tot positieve effecten leidt, die zelfs nog twee tot zes maanden aanhouden nadat met de therapie is gestopt [7, 8].

Het onmiddellijke effect van pijnvermindering direct na oefentherapie is min of meer vergelijkbaar met dat van pijnstillers en NSAID's [8].

Naast de oefentherapie (spierversterking, stabiliteits- en coördinatietraining, conditietraining) bij knieartrose wordt in de literatuur een scala aan interventies toegepast en beschreven: tai chi, yoga, hydrotherapie, braces en zooltjes, diverse injecties, supplementen en verschillende vormen van medicatie.

> **Interventies**
>
> Interventies die aangeraden worden, zijn zowel oefeningen op het droge (landoefeningen) als oefeningen in het water (hydrotherapie) en oefeningen die gericht zijn op spierkracht, lenigheid en uithoudingsvermogen. De *Osteoarthritis Research Society International* raadt aan om de therapie bij artrose te richten op zowel land- als wateroefeningen en krachttraining [7]. Volgens de meeste internationale richtlijnen kan een verscheidenheid aan oefenvormen gericht op spierversterking van de onderste extremiteit en op het uithoudingsvermogen, zoals wandelen en fietsen, worden gebruikt in de behandeling van knieartrose [8].

8.3 · Conservatieve therapie

> Een oefenprogramma bestaande uit low-impact oefeningen gericht op spierversterking van de bovenbenen, aerobe capaciteit, looptraining, gewichtsreductie, aangevuld met functionele oefenvormen dient de basis te vormen voor het behandelen van patiënten met knieartrose [1, 7, 9].

8.3.1 Spierversterkende oefeningen

Krachttraining speelt een belangrijke rol bij de behandeling van knieartrose. Krachttraining blijkt in de behandeling van knieartrose zelfs de belangrijkste component met de hoogste bewijskracht te zijn [7].

Een toename van spierkracht in de bovenbenen kan leiden tot een betere gewrichtsstabiliteit en verminderde belasting op het kniegewricht doordat er minder krachten op het gewricht inwerken [8]. Ook kunnen sterkere beenspieren de biomechanica veranderen, wat kan leiden tot een verminderde belasting op het kniegewricht en verminderde lokale druk/stress in het kraakbeenoppervlak, met als gevolg dat de knieartrose wordt afgeremd [8]. Spierversterkende oefeningen voor de knie laten een grote verbetering zien in pijn en functie [7].

> **Welke spierversterkende oefeningen zijn zinvol?**
> Diverse studies hebben verschillende spierversterkende oefenvormen met elkaar vergeleken. Het blijkt dat gewichtdragende en niet-gewichtdragende quadricepsoefeningen een vergelijkbaar positief effect hebben bij knieartrose [8]. Aangeraden wordt om bij knieartrose dan ook een combinatie van deze oefenvormen toe te passen [10]. Waar niet-gewichtdragende oefeningen leiden tot een verbetering van spierkracht (intramusculair), zorgen de belaste gewichtdragende oefeningen daarnaast ook voor een verbetering van de propriocepsis (intermusculair) van het kniegewricht en verbetering van het looppatroon [10].

> Concentrische-excentrische krachtoefeningen leiden vermoedelijk tot betere resultaten dan isometrische spierversterkende oefeningen bij patiënten met knieartrose. Daarom worden vooral dynamische oefeningen aangeraden bij deze doelgroep [11].
> Verder geven zowel lichte als zwaardere krachtoefeningen goede resultaten bij knieartrose [8, 12].

Een zeer groot deel van de patiënten met knieartrose blijkt een fors verzwakte quadriceps te hebben. Een van de belangrijkste doelen van de therapie is dan ook het versterken van deze spier [8].

Naast krachttraining van de quadriceps blijkt ook het versterken van de heupabductoren van belang. Uit onderzoek blijkt dat de heupabductorenkracht van het aangedane been bij patiënten met symptomatische knieartrose duidelijk verzwakt is [13]. Krachttraining van de m. gluteus medius wordt dus aangeraden.

8.3.2 Gewrichtsmobilisatie

Mobiliseren van het artrotische kniegewricht is effectief, mits dit gecombineerd wordt met actieve oefentherapie [9]. Zodra een gewricht mobieler wordt, treedt de eindstandige pijn pas later op. Door een toename van range of motion kunnen spierversterkende oefeningen en dagelijkse activiteiten makkelijker uitgevoerd worden.

8.3.3 Coördinatie-, rek- en balansoefeningen

Oefenprogramma's gericht op coördinatie-, rek- of balansoefeningen laten een lichte verbetering van pijn en functie zien, maar zijn minder effectief dan oefenprogramma's gericht op spierkracht en uithoudingsvermogen [8].

Bij patiënten met een instabiele artrotische knie blijken specifieke stabiliteitsoefeningen, naast de normale spierversterkende oefeningen voor quadriceps en hamstrings en functionele oefeningen (dagelijkse activiteiten), weinig meerwaarde te hebben [14]. Het advies luidt om stabiliteits- en propriocepsisoefeningen te doen bij knieartrosepatiënten [9] die problemen hebben met de stabiliteit en daardoor een gevoel van onzekerheid hebben tijdens dagelijkse activiteiten, waaronder wandelen.

8.3.4 Hydrotherapie

Ook oefeningen in het water hebben een positief effect op de symptomen van zowel knie- als heupartrose. Twaalf van de dertien RCT's tonen een significante pijnreductie en functieverbetering. Tien studies laten ook nog een verbetering in kwaliteit van leven zien na deze therapievorm [7]. Ook de mate van gewrichtsstijfheid kan door hydrotherapie verminderen [15].

Voor hydrotherapie kan ook gekozen worden als oefenen op het droge niet mogelijk is vanwege hevige pijnklachten. Dan zou begonnen kunnen worden met oefenen in het water ter voorbereiding op oefenen op het droge [9].

8.3.5 Tai chi

Tai chi laat een duidelijke verbetering zien van pijn en functie bij knieartrose. Tai chi is echter minder effectief dan oefenprogramma's die gericht zijn op spierkracht en uithoudingsvermogen [1, 8].

8.3.6 Low-impactsporten

Waar high-impactsporten en een verminderde quadricepskracht het risico op knieartrose kunnen verhogen, kunnen low-impactsporten en dagelijkse oefeningen het risico erop juist verminderen [16]. Low-impactsporten, zoals fietsen, zwemmen, wandelen, roeien, aquafitness en golf, zijn goede opties in de behandeling van knieartrose. High-impactsporten, zoals voetbal, basketbal, volleybal en racketsporten, kunnen beter vermeden worden bij knieartrose [16, 17]. Recreatief hardlopen blijkt geen risicofactor te zijn voor knie- en heupartrose [18, 19], tenzij men veelvuldig lange afstanden gaat lopen. Sterker nog, recreatieve lopers hebben zelfs minder kans op het ontwikkelen van knie- en heupartrose dan niet-lopers en competitieve langeafstandslopers [19].

8.3.7 Medicatie

Paracetamol en NSAID's kunnen eventueel gebruikt worden om de pijn op korte termijn te verminderen. Paracetamol is de eerste keus in de farmaceutische behandeling van knieartrose, met name vanwege de geringe bijwerkingen in vergelijking met de NSAID's [7]. Patiënten met een inflammatoire knieartrose of patiënten die slecht reageren op paracetamol kunnen NSAID's nemen. NSAID's zijn effectiever dan paracetamol voor pijnvermindering en functieverbetering bij matige tot ernstige artrose [7].

8.3.8 Injecties

Corticosteroïdinjecties kunnen op korte termijn de pijn en functie verbeteren bij patiënten met knieartrose. Deze injecties zijn vooral effectief bij opvlamming van de artritis. Het is echter onduidelijk hoe lang het effect aanhoudt. Het effect van hyaluronzuurinjecties is enigszins omstreden [20]. In enkele studies wordt echter een positief effect beschreven [7].

Diverse studies tonen een positief effect van intra-articulaire injecties met plaatjesrijk bloedplasma [1].

8.3.9 Voedingssupplementen

Veel studies zijn verschenen over de inname van glucosamine + chondroïtine of alleen chondroïtinesulfaat [1]. Het effect blijkt niet voor lange termijn aan te houden. Studies hiernaar zijn meestal van lage kwaliteit en de resultaten spreken elkaar tegen.

8.3.10 Gewichtsverlies

Naast de oefentherapie is gewichtsverlies een belangrijke pijler in de behandeling van knieartrose. Een toename van lichaamsgewicht blijkt gepaard te gaan met een toename van pijnklachten aan gewrichten [7].

Artrose wordt veel gezien bij mensen met obesitas (BMI > 30). Elke 5 kg die erbij komt aan lichaamsgewicht, gaat gepaard met een 36 % groter risico op het ontwikkelen van artrose [7, 21]. Ook kan toename van lichaamsgewicht het artroseproces versnellen en leiden tot een klachtenbeeld dat ernstiger is dan bij mensen met een normaal gewicht [21].

Afvallen is wenselijk zo niet noodzakelijk bij een knieartrosepatiënt met obesitas. Gewichtsverlies met of zonder oefeningen heeft een zeer positief effect op de pijnervaring en leidt tot functieverbetering op de middellange termijn [1, 22]. Ook op lange termijn lijkt de pijn nog steeds verminderd te zijn na een periode van afvallen [1]. Naast de pijnvermindering en functieverbetering kan afvallen ook zorgen voor een toename van loopsnelheid bij patiënten met diverse gradaties van knieartrose [23].

Compressiekrachten op de knie worden fors verminderd zodra men afvalt. Zo leidt 1 kg gewichtsafname tot een vermindering van 2.2 kg in piekbelasting op het kniegewricht. Dit staat los van het effect van de oefentherapie [7].

Natuurlijk worden de gewrichten meer belast bij mensen met overgewicht, maar er speelt nog een andere belangrijke factor. Niet alleen knieartrose komt vaker voor bij obese mensen, ook handartrose wordt veel vaker bij hen gezien [24]. Dit terwijl de vingers geen extra gewicht hebben te dragen. Dat obese mensen een groter risico lopen op het ontwikkelen van zowel knie- als handartrose heeft te maken met de productie van een bepaald type cytokines, 'adipokines' genaamd. Dit zijn stofjes die liggen opgeslagen in vetweefsel, hieruit worden afgescheiden en een rol spelen in het immuunsysteem. Adipokines bevorderen het ontstaan van ontstekingen. Mensen met overgewicht dragen logischerwijs meer van deze ontstekingsbevorderende stofjes in hun weefsel. Veel van deze adipokines liggen opgeslagen in het hoffavetlichaam in de knie, maar ook in het vetweefsel in het gehele lichaam [24]. Overmatig vetweefsel geeft dus niet alleen grotere drukkrachten op het kniegewricht, maar creëert ook een laaggradige systemische ontsteking in het kniegewricht en in de betrokken weke delen [21, 24]. Dit is de reden waarom overgewicht de kans op artrose verhoogt. Een hoge BMI is dan ook een belangrijke risicofactor voor artrose, die aangepakt dient te worden in de behandeling. Waar men voorheen dacht dat alleen slijtage als gevolg van mechanische overbelasting een rol speelde bij artrose, blijkt nu dat de rol die de ontsteking bij artrose speelt, lange tijd onderschat is.

De pijnreductie en functieverbetering die gepaard gaan met gewichtsverlies zijn dus te danken aan de sterke vermindering van de compressiekrachten in het kniegewricht én aan de afname van de ontstekingsstofjes in het lichaam [7]. De pijnklachten bij knieartrose kunnen voor een deel verminderd worden met oefentherapie, maar ook voor een belangrijk deel alleen al door af te vallen [21].

Om door lichaamsbeweging af te vallen dient de beweegactiviteit minstens 45 minuten achtereen volgehouden worden, aangezien vetverbranding pas na 30 minuten op gang komt. Aangeraden wordt om naast de oefentherapie ook een dieet te volgen, omdat dit tot een grotere gewichtsafname leidt dan wanneer er alleen extra bewogen wordt [21].

8.4 Fysiotherapie

De fysiotherapeutische behandeling van knieartrose bestaat samengevat uit:
- voorlichting geven;
- pijnklachten verminderen;

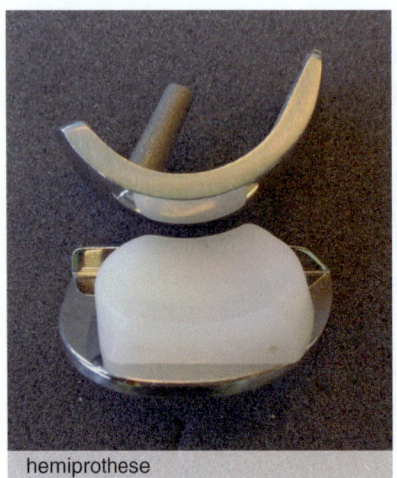 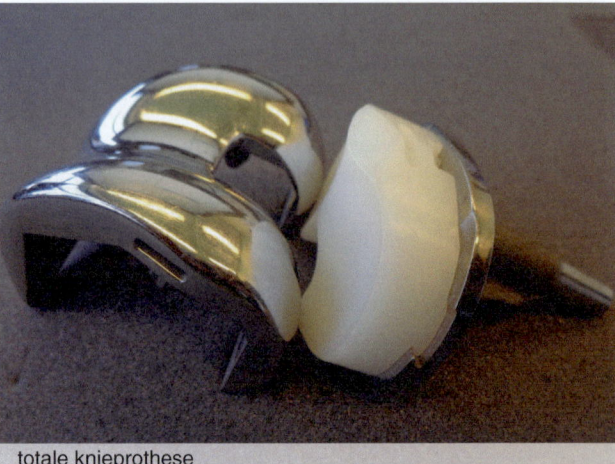

hemiprothese | totale knieprothese

Figuur 8.2 Knieprotheses

- de mobiliteit van het kniegewricht verbeteren;
- de bovenbeenspieren (quadriceps en hamstrings) versterken en eventueel de heupabductoren indien verzwakt;
- het looppatroon verbeteren;
- functionele activiteiten verbeteren;
- zo nodig stimuleren om af te vallen [23];
- overmatige belasting voorkomen zoals high impact sporten, knielen, hurken, diep squatten.

Krachttraining vormt de belangrijkste component van het oefenprogramma bij knieartrose. Hiervoor kunnen zowel lichte als zwaardere dynamische gewichtdragende en niet-gewichtdragende oefeningen voor quadriceps en hamstrings gegeven worden: dat betekent dat zowel gesloten- als open-ketenoefeningen geschikt zijn.

8.5 Operatieve therapie

Als conservatieve therapie onvoldoende effect heeft, kan men overwegen een prothese in de knie te implanteren. Afhankelijk van waar de artrose zich in de knie bevindt, kan gekozen worden voor een hemiprothese, meestal aan de mediale zijde van de knie, of voor een totale knieprothese, als ook de laterale component erbij betrokken is. Bij relatief jonge mensen (< 60 jaar) met mediale knieartrose kan het zinvol zijn de stand van het gewricht te corrigeren door middel van een tibiakoposteotomie (fig. 8.2 en 8.3).

8.6 Oefenprogramma

Een concreet oefenprogramma voor de behandeling van knieartrose is te vinden in ►H. 9.

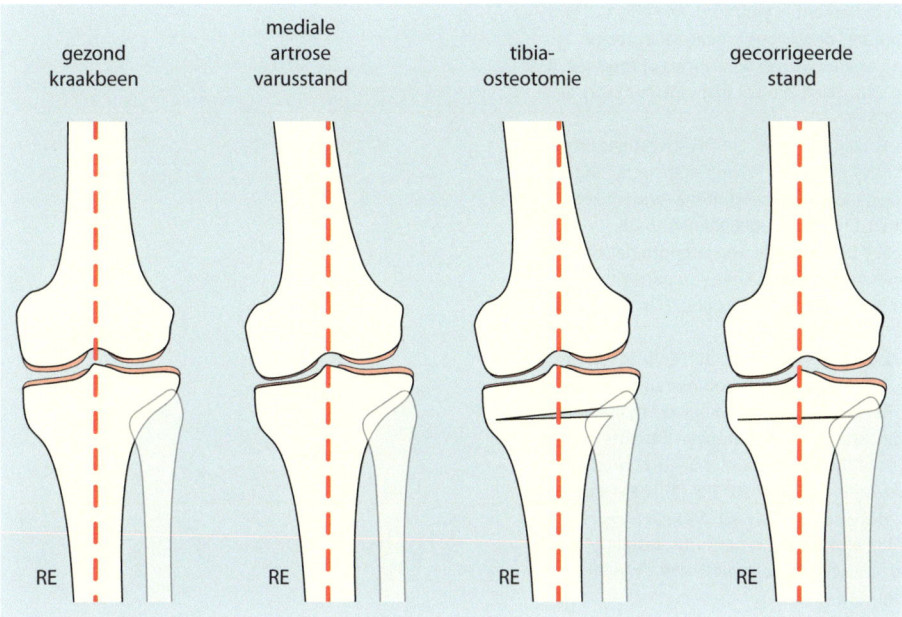

Figuur 8.3 Tibiakoposteotomie bij een mediale knieartrose

8.7 Nadere informatie

Nadere informatie en casuïstiek zijn te vinden in eerdere uitgaven van Orthopedische Casuïstiek:
- Onderzoek en behandeling van de knie: ▶H. 7.
- Onderzoek en behandeling van artrose en artritis: ▶H. 1, 2, 8 en 11.
- Onderzoek en behandeling van het bewegingsapparaat bij ouderen: ▶H. 8.
- Kunstgewrichten: knie en enkel: ▶H. 1 tot en met 13.

Literatuur

1. Newberry SJ, FitzGerald J, SooHoo NF, Booth M, Marks J, Motala A, Apaydin E, Chen C, Raaen L, Shanman R, Shekelle PG. Treatment of osteoarthritis of the knee: an update review [Internet]. Rockville (MD): agency for healthcare research and quality (US); 2017.
2. Lluch E, Torres R, Nijs J, Oosterwijck J van. Evidence for central sensitization in patients with osteoarthritis pain: a systematic literature review. Eur J Pain 2014;18(10):1367–75.
3. Girbés EL, Nijs J, Torres-Cueco R, Cubas CL. Pain treatment for patients with osteoarthritis and central sensitization. Phys Ther. 2013;93(6):842–51.
4. Djahani O, Rainer S, Pietsch M, Hofmann S. Systematic analysis of painful total knee prosthesis, a diagnostic algorithm. Arch Bone Jt Surg. 2013;1(2):48–52.
5. Nijs J. Behandeling van centrale sensitisatiepijn: bottom-up, top-down behandeling of beide? Hoofdstuk 5. Houten: Bohn Stafleu van Loghum; 2016.
6. Skou ST, Graven-Nielsen T, Rasmussen S, Simonsen OH, Laursen MB, Arendt-Nielsen L. Widespread sensitization in patients with chronic pain after revision total knee arthroplasty. Pain 2013;154(9):1588–94.
7. Poddar SK, Widstrom L. Nonoperative options for management of articular cartilage disease. Clin Sports Med. 2017;36(3):447–56.
8. Fransen M, McConnell S, Harmer AR, Esch M van der, Simic M, Bennell KL. Exercise for osteoarthritis of the knee: a cochrane systematic review. Br J Sports Med. 2015;49(24):1554–7.
9. Kampshoff CS, Peter WFH, Doormaal MCM van, Knoop J, Meerhoff GA, Vliet Vlieland TPM. KNGF-richtlijn Artrose heup-knie. Koninklijk Nederlands Genootschap voor Fysiotherapie; 2018.
10. Jan MH, Lin CH, Lin YF, Lin JJ, Lin DH. Effects of weight-bearing versus nonweight-bearing exercise on function, walking speed, and position sense in participants with knee osteoarthritis: a randomized controlled trial. Arch Phys Med Rehabil. 2009;90(6):897–904.

11. Salli A, Sahin N, Baskent A, Ugurlu H. The effect of two exercise programs on various functional outcome measures in patients with osteoarthritis of the knee: a randomized controlled clinical trial. Isokinet Exerc Sci. 2010;18(4):201–9.
12. Jan MH, Lin JJ, Liau JJ, Lin YF, Lin DH. Investigation of clinical effects of high- and low-resistance training for patients with knee osteoarthritis: a randomized controlled trial. Phys Ther. 2008;88(4):427–36.
13. Deasy M, Leahy E, Semciw AI. Hip strength deficits in people with symptomatic knee osteoarthritis: a systematic review with meta-analysis. J Orthop Sports Phys Ther. 2016;46(8):629–39.
14. Knoop J, Dekker J, Leeden M van der, Esch M van der, Thorstensson CA, Gerritsen M, Voorneman RE, Peter WF, Rooij M de, Romviel S, Lems WF, Roorda LD, Steultjens MP. Knee joint stabilization therapy in patients with osteoarthritis of the knee: a randomized, controlled trial. Osteoarthritis Cartilage 2013;21(8):1025–34.
15. Hinman RS, Heywood SE, Day AR. Aquatic physical therapy for hip and knee osteoarthritis: results of a single-blind randomized controlled trial. Phys Ther. 2007;87(1):32–43.
16. Nagao M, Ishijima M, Kaneko H, Takazawa Y, Ikeda H, Kaneko K. Physical activity for knee osteoarthritis. Clin Calcium 2017;27(1):25–30.
17. Wolf BR, Amendola A. Impact of osteoarthritis on sports careers. Clin Sports Med. 2005;24(1):187–98.
18. Leech RD, Edwards KL, Batt ME. Does running protect against knee osteoarthritis? Or promote it? Assessing the current evidence. Br J Sports Med. 2015;49(21):1355–6.
19. Running and osteoarthritis: does recreational or competitive running increase the risk? J Orthop Sports Phys Ther. 2017;47(6):391.
20. Lyon C, Spencer E, Spittler J, Desanto K. Clinical inquiries: how do hyaluronic acid and corticosteroid injections compare for knee OA relief? J Fam Pract. 2018;67(1):E13–4.
21. Vincent HK, Heywood K, Connelly J, Hurley RW. Obesity and weight loss in the treatment and prevention of osteoarthritis. PM&R 2012;4(5):S59–67.
22. Owens C, Conaghan PG. Improving joint pain and function in osteoarthritis. Practitioner 2016;260(1799):17–20.
23. Bhatia D, Bejarano T, Novo M. Current interventions in the management of knee osteoarthritis. J Pharm Bioallied Sci. 2013;5(1):30–8.
24. Belluzzi E, Hadi H el, Granzotto M, Rossato M, Ramonda R, Macchi V, Caro R de, Vettor R, Favero M. Systemic and local adipose tissue in knee osteoarthritis. J Cell Physiol. 2017;232(8):1971–8.

Oefenprogramma knieartrose

Patty Joldersma

Samenvatting
▶Hoofdstuk 9 beschrijft en illustreert een uitgebreid oefenprogramma dat gebruikt kan worden bij de conservatieve behandeling van knieartrose. Het hoofdstuk bevat ruim 60 afbeeldingen van oefeningen.

9.1	Inleiding – 114	
9.2	Mobilisatie-oefeningen van de knie – 114	
9.2.1	Bungelen – 114	
9.2.2	Heel slides – 114	
9.2.3	Doorhangen van de knie in zit op een stoel – 114	
9.3	Spierversterkende oefeningen van de quadriceps – 114	
9.3.1	Eindstandige extensie van de knie – 114	
9.3.2	Spierversterking eindstandige extensie van de knie – 116	
9.3.3	Leg press – 116	
9.3.4	Squat – 117	
9.3.5	Lunge – 117	
9.4	Stabilisatie-oefeningen van de knie – 118	
9.5	Spierversterkende oefeningen van de heupabductoren – 118	
9.5.1	Heupabductie in zijlig – 118	
9.5.2	Hip clamshell – 122	
9.5.3	Step-up en step-down – 122	

© Bohn Stafleu van Loghum is een imprint van Springer Media B.V., onderdeel van Springer Nature 2018
P. Joldersma en K. van Nugteren (Red.), *Oefenprogramma's voor de knie*, Orthopedische Casuïstiek,
https://doi.org/10.1007/978-90-368-2192-6_9

9.1 Inleiding

Het oefenprogramma in dit hoofdstuk kan worden gebruikt als conservatieve behandeling bij knieartrose.

Het oefenprogramma bestaat uit:
- mobilisatie-oefeningen van de knie;
- spierversterkende oefeningen van de quadriceps;
- stabilisatie-oefeningen van de knie;
- spierversterkende oefeningen van de heupabductoren.

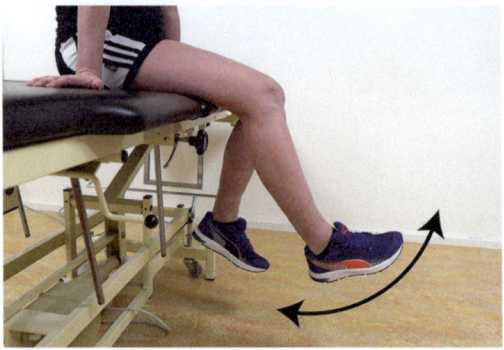

◘ **Figuur 9.1** Bungelen

9.2 Mobilisatie-oefeningen van de knie

De volgende oefeningen kunnen worden toegepast als er sprake is van een bewegingsbeperking.

9.2.1 Bungelen (◘fig. 9.1)

Neem plaats op de rand van de bank (of tafel) en bungel het aangedane been ontspannen een tot enkele minuten heen en weer.

9.2.2 Heel slides (◘fig. 9.2)

- Zit op een stoel: buig de knie door de voet van het aangedane been zover mogelijk onder de stoel naar achteren te schuiven en strek de knie vervolgens weer helemaal.
- In ruglig: buig de knie door de hak van het aangedane been naar de bil toe te schuiven en strek de knie vervolgens weer helemaal door de voet naar voren te schuiven.

9.2.3 Doorhangen van de knie in zit op een stoel (◘fig. 9.3)

- Ga zitten met een gestrekte knie en leg de hiel op een stoel of tafelrand. Laat de knie ontspannen doorhangen. Als dit pijnlijk is of te veel trekt in de knieholte, kan het onderbeen meer naar proximaal ondersteund worden, bijvoorbeeld onder de kuit. Houd dit enkele minuten vol.
- De oefening kan verzwaard worden door een gewichtsmanchet net boven de knieschijf op het bovenbeen te leggen. Dit wordt vooral gedaan bij een stuggere knie met een lage reactiviteit die maar moeizaam in extensie wil bewegen.

9.3 Spierversterkende oefeningen van de quadriceps

Zowel open- als geslotenketenoefeningen en zowel lichte als zwaardere krachtoefeningen voor de quadriceps geven goede resultaten bij knieartrose. De oefeningen worden dynamisch (niet isometrisch) uitgevoerd omdat dit het meest effectief blijkt bij knieartrose.

9.3.1 Eindstandige extensie van de knie (◘fig. 9.4)

- Knieholte in de bank drukken. Druk de knieholte naar beneden en trek hierbij de voet naar je toe. Houd dit enkele seconden vast en ontspan.
- Leg extension. Strek de knie en trek de voet naar je toe. Houd dit kort vast en breng het been vervolgens weer langzaam terug tot boven de grond zodat er spanning op de quadriceps blijft.

9.3 · Spierversterkende oefeningen van de quadriceps

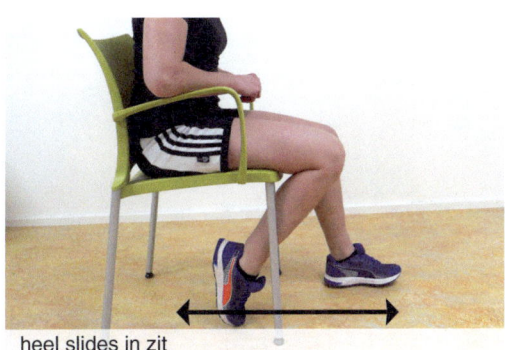
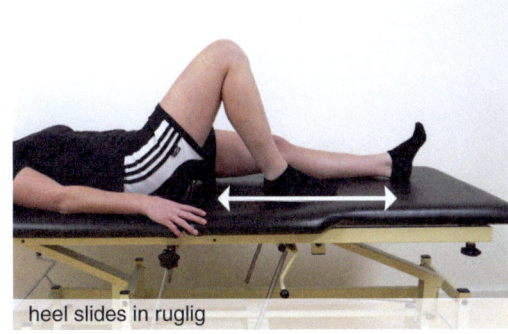

◘ **Figuur 9.2** Heel slides

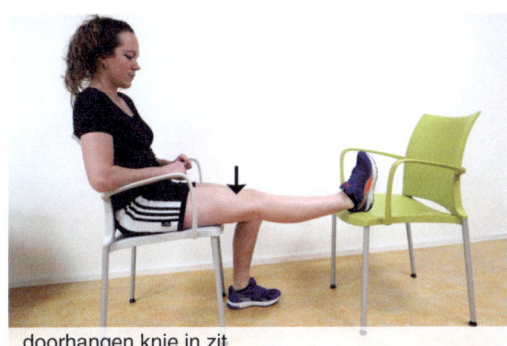
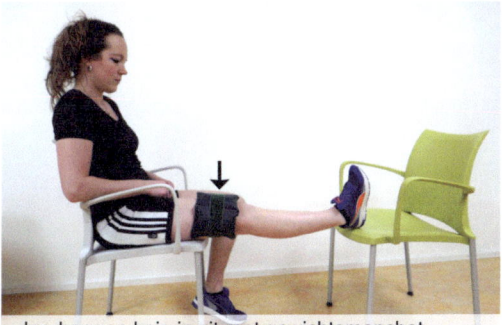

◘ **Figuur 9.3** Doorhangen knie in zit op stoel

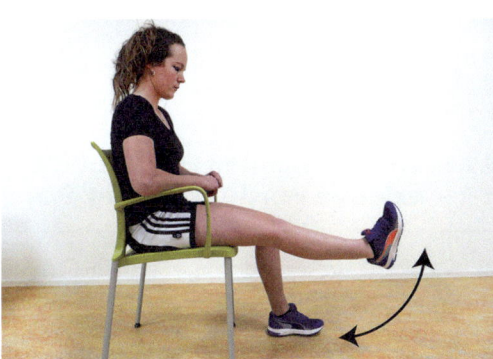

◘ **Figuur 9.4** Eindstandige extensie van de knie

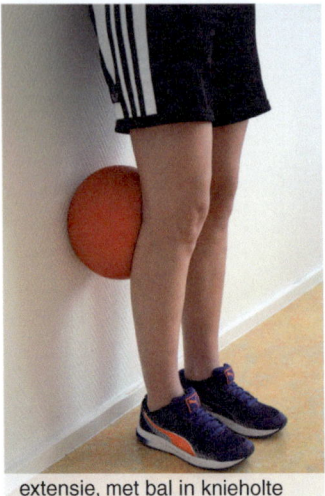 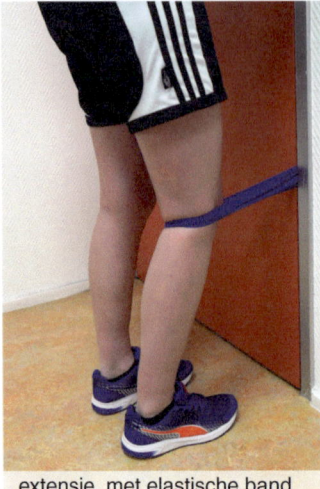 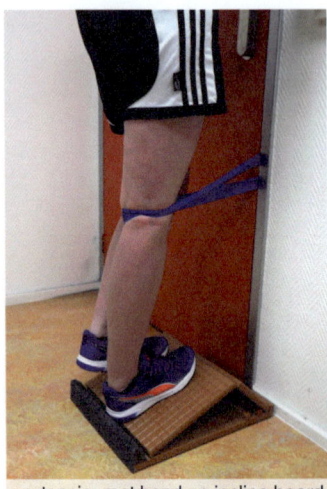

extensie, met bal in knieholte | extensie, met elastische band | extensie, met band op incline board

Figuur 9.5 Spierversterking eindstandige extensie van de knie

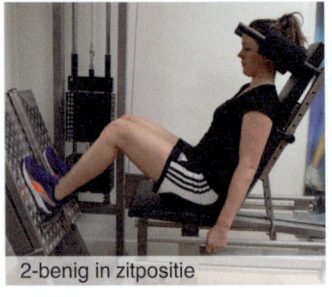 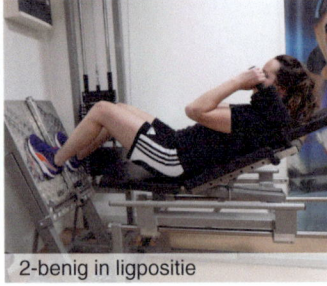 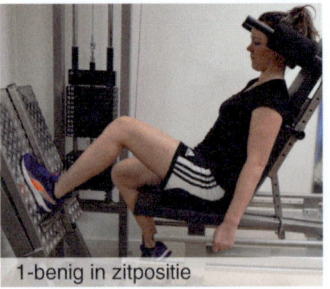

2-benig in zitpositie | 2-benig in ligpositie | 1-benig in zitpositie

Figuur 9.6 Leg press

9.3.2 Spierversterking eindstandige extensie van de knie (fig. 9.5)

- Ga met de rug tegen de muur staan met een lichtgebogen knie. Plaats een zachte bal tussen knieholte en muur. Strek de knie door actief de knieholte tegen de bal in naar achteren te drukken. Houd dit enkele seconden vast en buig de knie vervolgens weer lichtjes.
- Dezelfde oefening kan worden uitgevoerd met de weerstand van een theraband tegen de knieholte.
- Om de knie nog verder te kunnen strekken, kan de oefening op een inclineboard of met de voorvoet op een balkje worden uitgevoerd.

9.3.3 Leg press (fig. 9.6)

Plaats de voeten op heupbreedte op het plateau en duw afhankelijk van de soort leg press het plateau of de stoel zo weg, dat de knieën net niet gestrekt worden. Buig de knieën vervolgens weer langzaam terug, zover dit mogelijk is. De leg press kan op verschillende manieren uitgevoerd worden:
- In zitpositie: dit geeft meer quadricepscontractie.
- In een min of meer liggende positie: dit geeft meer hamstringcontractie.
- Ter verzwaring kan de oefening met één been worden uitgevoerd.

9.3 · Spierversterkende oefeningen van de quadriceps

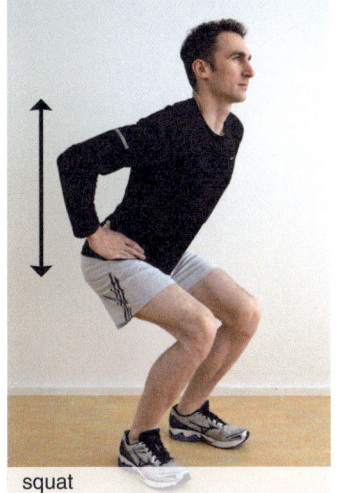
squat

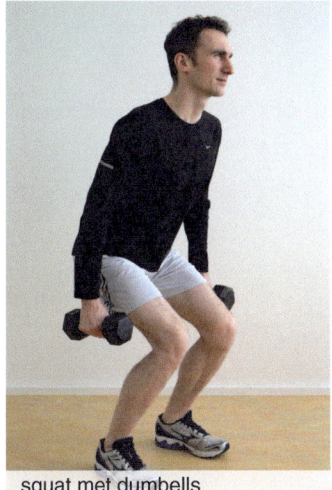
squat met dumbells

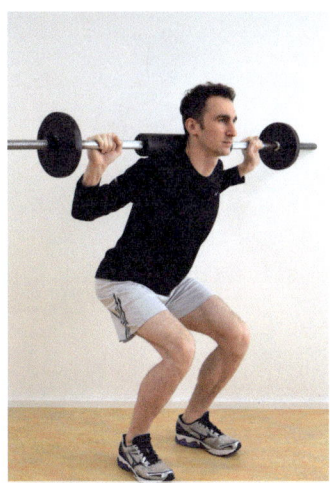
squat met halter

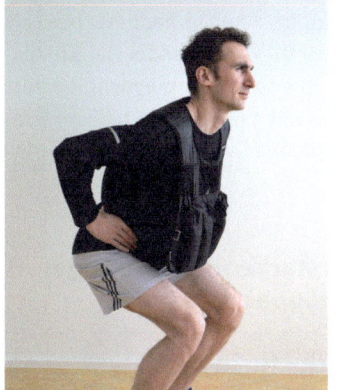
squat met gewichtsvest

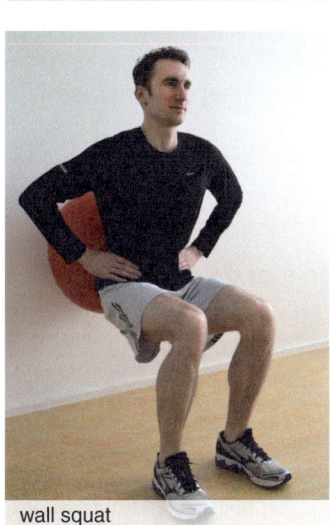
wall squat

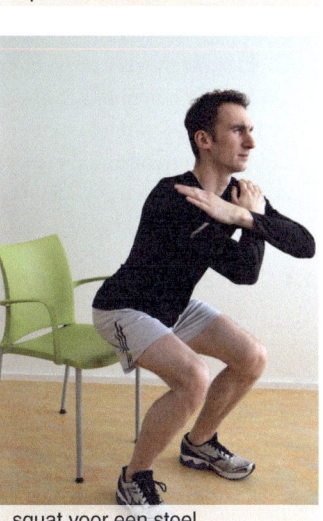
squat voor een stoel

Figuur 9.7 Squat

9.3.4 Squat (fig. 9.7)

- Zet de voeten op heupbreedte en iets naar buiten wijzend. Zak door de knieën tot 90–120° flexie (indien mogelijk) en kom vervolgens weer terug omhoog. Houd het bovenlichaam rechtop.
- Maak de oefening zwaarder met dumbells in de handen, een halter in de nek, of met een gewichtsvest.
- Ter variatie kan de squat met een swissball tegen de muur worden uitgevoerd.
- Om de squat technisch goed aan te leren kan een stoel worden gebruikt waarbij begonnen kan worden met zitten en opstaan.

9.3.5 Lunge (fig. 9.8)

- Maak een grote stap naar voren, zak naar beneden totdat de achterste knie de grond net niet raakt en stap terug naar achteren zodat

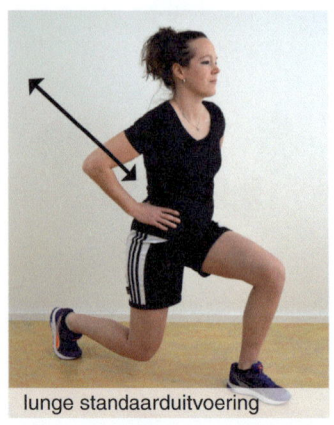 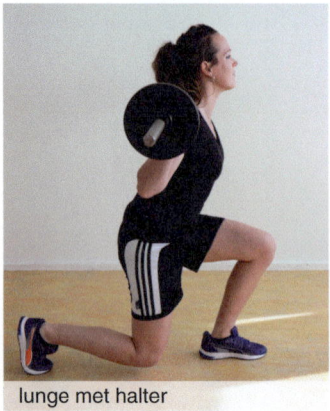 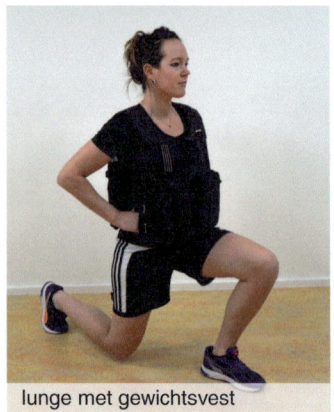

lunge standaarduitvoering | lunge met halter | lunge met gewichtsvest

Figuur 9.8 Lunge

beide voeten weer naast elkaar staan. Houd tijdens de oefening het bovenlichaam rechtop en blijf naar voren kijken.
- Maak de uitvoering zwaarder met een halter, dumbells, of een gewichtsvest.

9.4 Stabilisatie-oefeningen van de knie

Knieartrose komt vooral bij oudere mensen voor. Daarom zijn in dit oefenprogramma de balans- en stabiliteitsoefeningen gemakkelijker dan die voor jonge sporters. Omdat oudere mensen het in het algemeen lastig vinden om op één been te staan, worden deze oefeningen veelal vanuit lungepositie uitgevoerd. Hoe smaller het steunvlak, des te meer er van de balans wordt gevraagd. Zo kunnen allerlei oefeningen worden gedaan met de voeten voor-achterwaarts tegen elkaar, verschillende paslengtes, met gesloten ogen, met hoofdbewegingen, met armbewegingen, met een bal erbij, met werpvormen met bal en op allerlei instabiele ondergronden, zoals balanstol, balansmatje, trampoline en bosubal. De oefeningen worden opgebouwd van bewegen in een recht vlak naar een rotatoir vlak en van twee benen naar één been op de bosubal. Figuur 9.9 toont allerlei mogelijkheden om de balans en stabiliteit te oefenen. Als deze oefeningen te makkelijk zijn voor de patiënt, kunnen de oefenprogramma's van ▶H. 3 en 5 worden gebruikt.

9.5 Spierversterkende oefeningen van de heupabductoren

9.5.1 Heupabductie in zijlig (fig. 9.10)

Houd het onderste been iets gebogen in heup en knie om stabiel te kunnen blijven liggen. Trek de voet van het bovenste (aangedane) been in dorsaalflexie en houd de knie gestrekt en de hak iets hoger dan de voorvoet (endorotatie heup) om de m. gluteus medius nog meer te rekruteren. Til het aangedane been op, houd het kort vast en laat het vervolgens weer langzaam zakken tot het net niet het andere been raakt om spanning op de heupspieren te houden. De oefening kan verzwaard worden met een theraband of gewichtsmanchet om het onderbeen of de enkel.

9.5 · Spierversterkende oefeningen van de heupabductoren

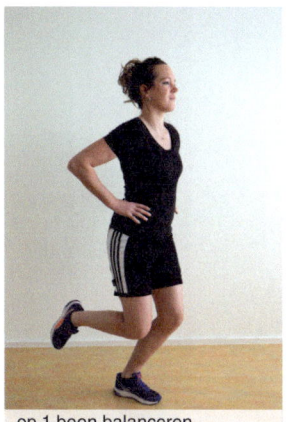
op 1 been balanceren

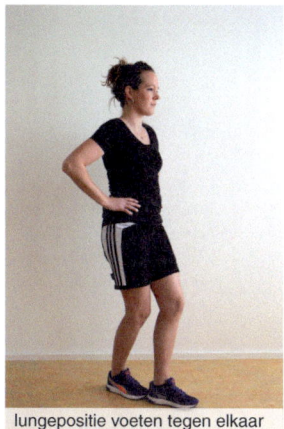
lungepositie voeten tegen elkaar

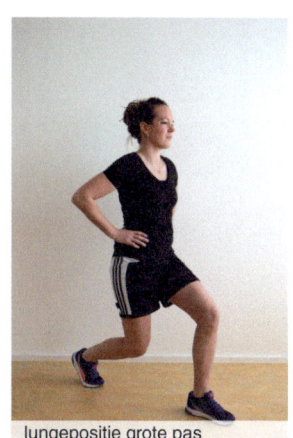
lungepositie grote pas

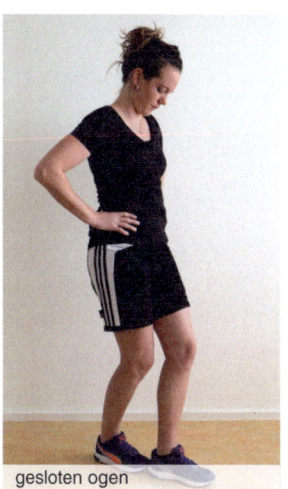
gesloten ogen

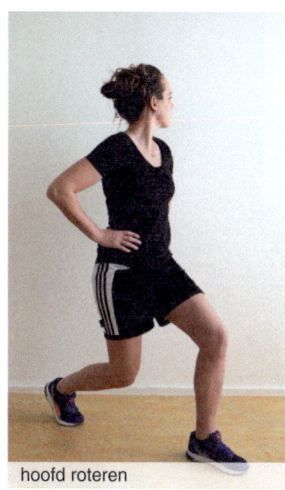
hoofd roteren

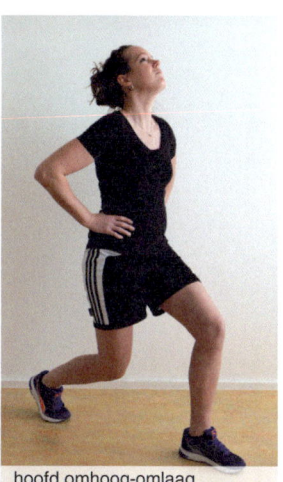
hoofd omhoog-omlaag

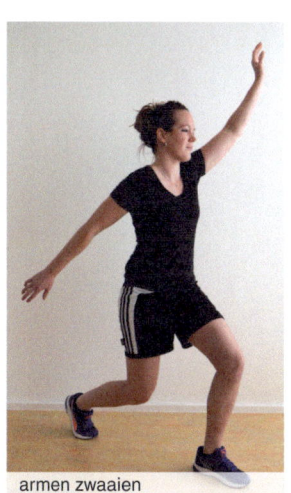
armen zwaaien

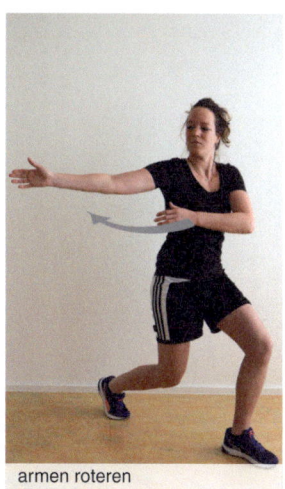
armen roteren

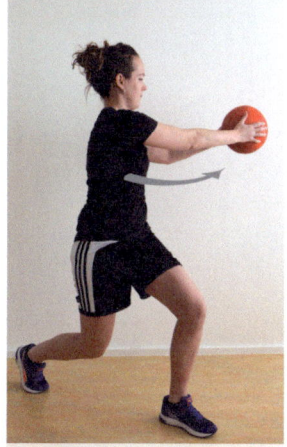
met bal roteren

Figuur 9.9 Stabilisatieoefeningen van de knie

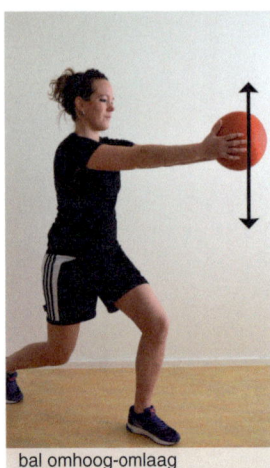
bal omhoog-omlaag

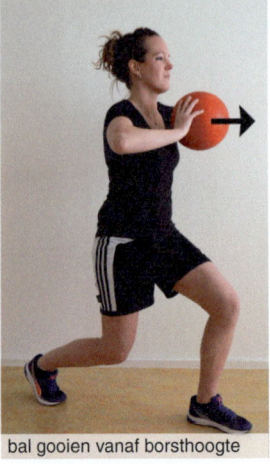
bal gooien vanaf borsthoogte

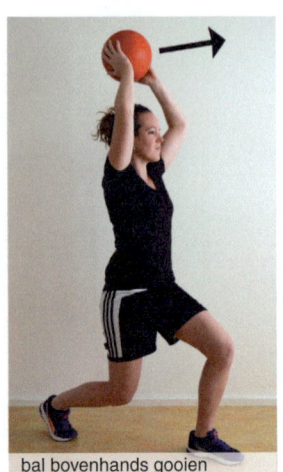
bal bovenhands gooien

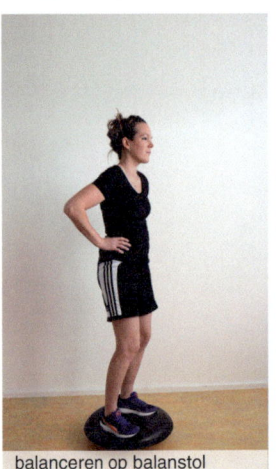
balanceren op balanstol

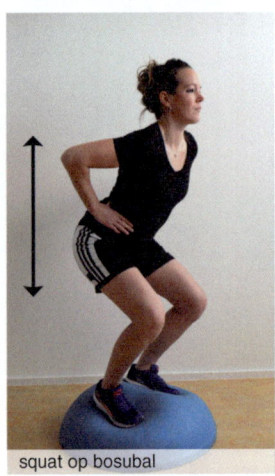
squat op bosubal

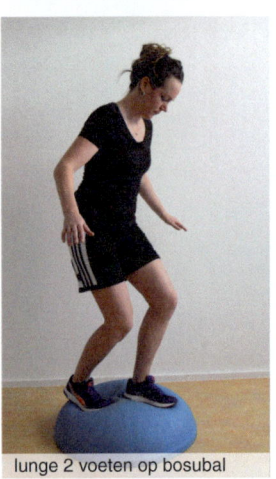
lunge 2 voeten op bosubal

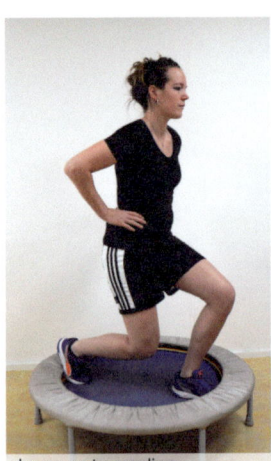
lunge op trampoline

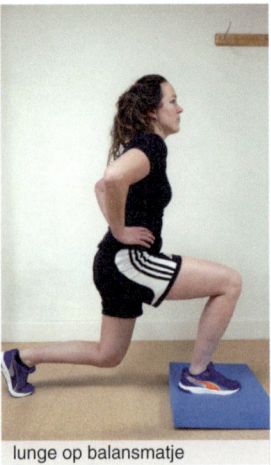
lunge op balansmatje

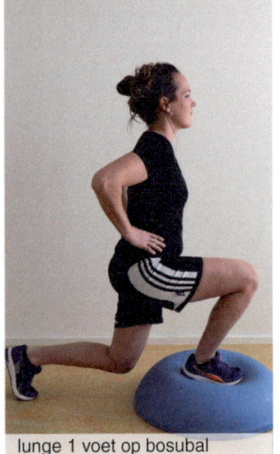
lunge 1 voet op bosubal

Figuur 9.9 Stabilisatieoefeningen van de knie (vervolg)

9.5 · Spierversterkende oefeningen van de heupabductoren

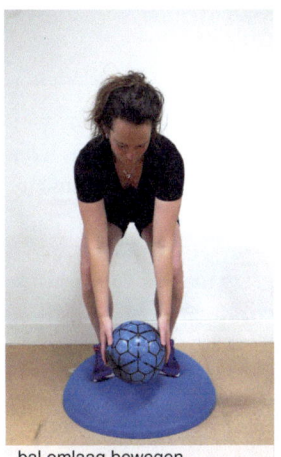
bal omlaag bewegen

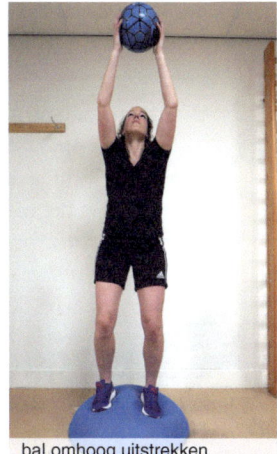
bal omhoog uitstrekken

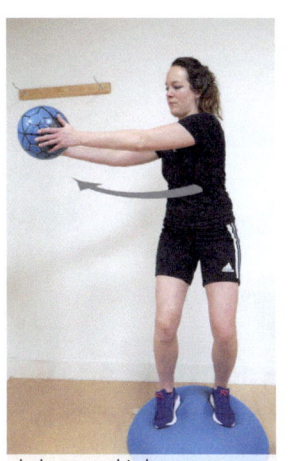
bal naar rechts bewegen

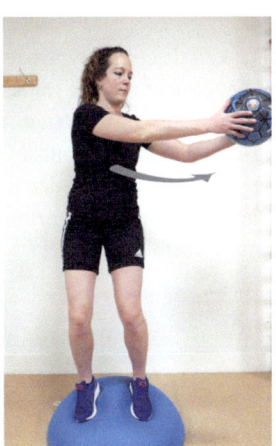
bal naar links bewegen

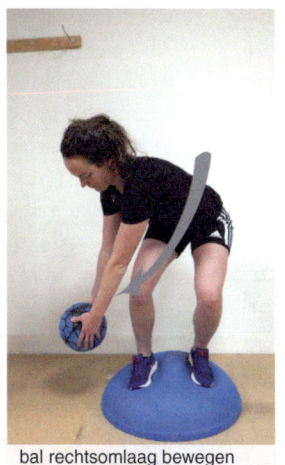
bal rechtsomlaag bewegen

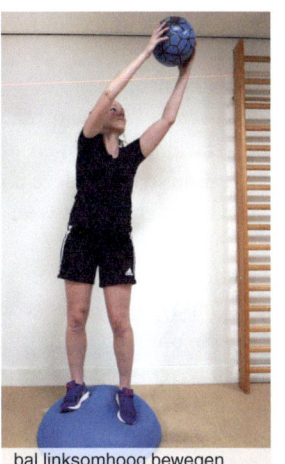
bal linksomhoog bewegen

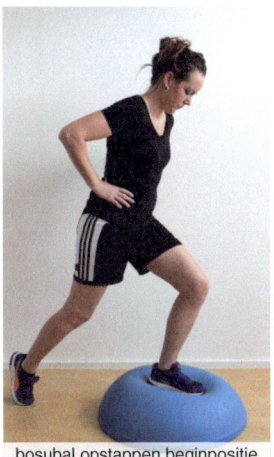
bosubal opstappen beginpositie

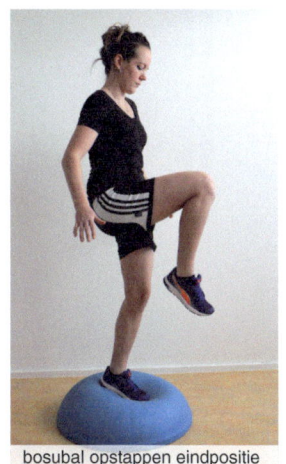
bosubal opstappen eindpositie

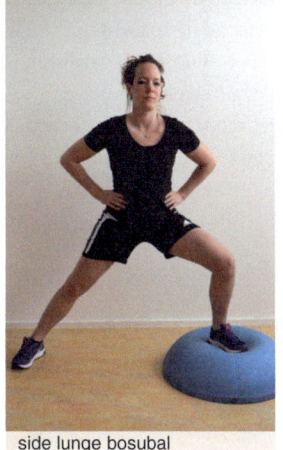
side lunge bosubal

Figuur 9.9 Stabilisatieoefeningen van de knie (vervolg)

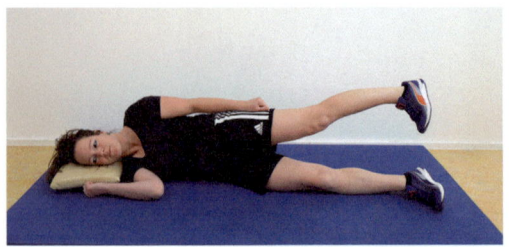

Figuur 9.10 Heupabductie in zijlig

9.5.2 Hip clamshell (fig. 9.11)

De oefening bestaat uit vier varianten, waarbij elke volgende variant een steeds grotere activatie van de m. gluteus medius laat zien.
- Variant 1. Heupexorotatie in zijlig. Ga op de zij liggen met 45° gebogen heupen en 90° gebogen knieën. Breng de bovenste knie naar omhoog (exorotatie heup) terwijl je het bekken stil en de voeten op elkaar houdt. Houd deze positie kort vast en laat de knie vervolgens weer zakken tot de knieën elkaar net niet raken.
- Variant 2. Heupendorotatie in zijlig. Breng nu vanuit dezelfde beginpositie onderbeen en voet van het bovenste been omhoog (endorotatie heup). De knieën blijven op elkaar liggen.
- Variant 3. Heupendorotatie in zijlig vanuit isometrische heupabductie. Neem weer dezelfde beginpositie aan, maar nu met het bovenbeen opgetild parallel aan de vloer. Handhaaf deze positie (isometrische heupabductie) terwijl je onderbeen en voet dynamisch omhoog (endorotatie) en omlaag beweegt.
- Variant 4. Dezelfde oefening als variant 3 maar nu met de bovenste heup in extensie.

9.5.3 Step-up en step-down (fig. 9.12)

- Step-up zijwaarts. Stap met het ene been zijwaarts op de step en stap er vervolgens weer vanaf. Zet tijdens het opstappen zo min mogelijk af met het niet-aangedane been, dat op de grond staat.
- Step-up voorwaarts. Stap met het ene been voorwaarts op de step en stap er vervolgens weer achterwaarts vanaf.
- Step-down voorwaarts. Stap met het ene been voorwaarts van de step af en stap er vervolgens weer achterwaarts op. Ter verzwaring van de oefeningen kan een steeds hogere step gebruikt worden.
- Als oefening voor thuis kan de eerste traptrede worden gebruikt met het gezicht naar de trapleuning toe (zijwaartse step-up), naar de trap toe (voorwaartse step-up) en met de rug naar de trap toe (voorwaartse step-down). Ouderen en mensen met een slechte balans kunnen zich hierbij aan de trapleuning vasthouden.

9.5 · Spierversterkende oefeningen van de heupabductoren

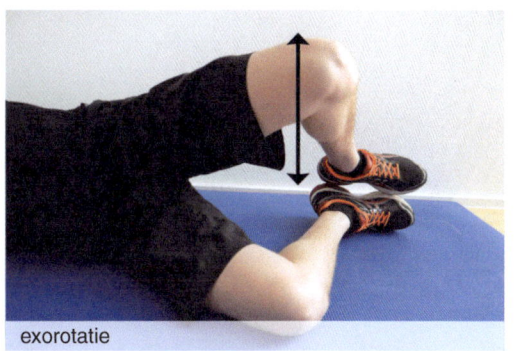
exorotatie

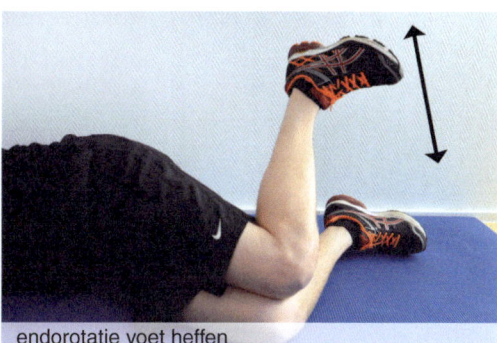
endorotatie voet heffen

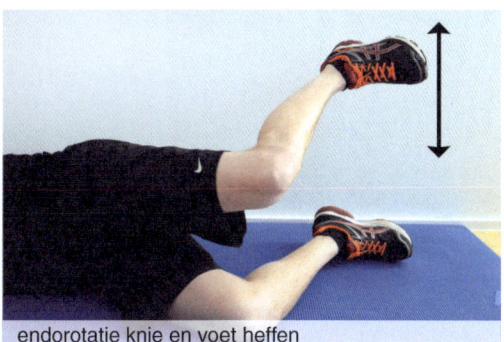
endorotatie knie en voet heffen

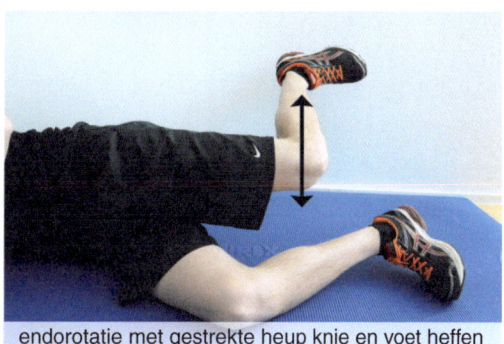
endorotatie met gestrekte heup knie en voet heffen

Figuur 9.11 Hip clamshell

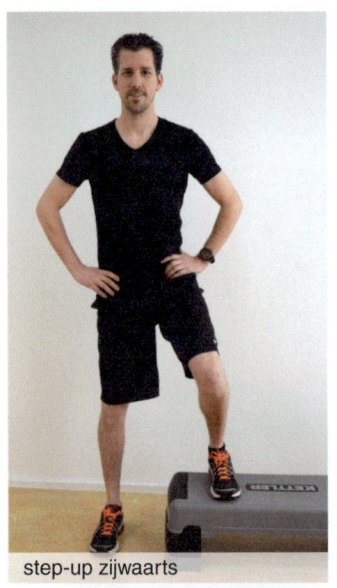 step-up zijwaarts
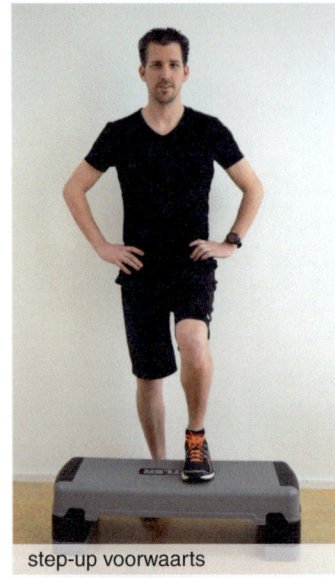 step-up voorwaarts
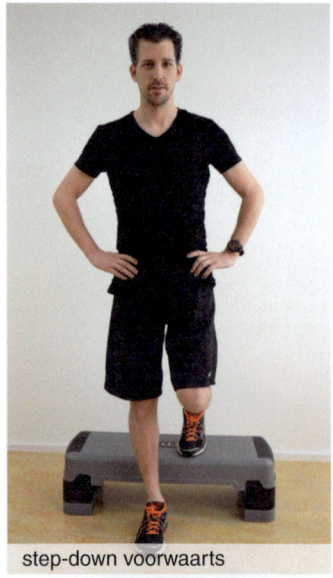 step-down voorwaarts

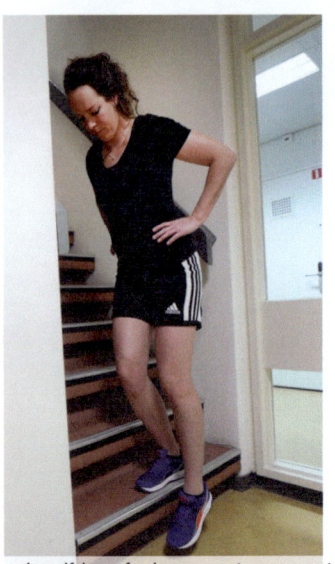 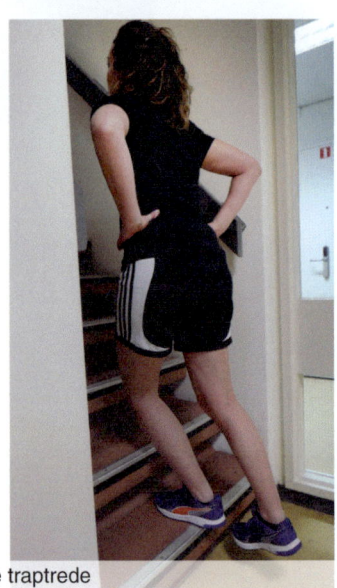 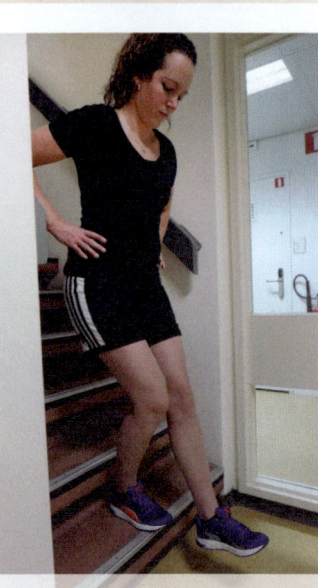

dezelfde oefeningen met een eerste traptrede

Figuur 9.12 Step-up en step-down

Bijlagen

Bijlage I: Hydropstests van de knie – 126

Bijlage II: Functieonderzoek van de knie – 128

Bijlage III: Stabiliteitstests van de knie – 130

Bijlage IV: Meniscustests – 137

Eerder verschenen delen uit de serie – 141

Register – 142

© Bohn Stafleu van Loghum is een imprint van Springer Media B.V., onderdeel van Springer Nature 2018
P. Joldersma en K. van Nugteren (Red.), *Oefenprogramma's voor de knie*, Orthopedische Casuïstiek,
https://doi.org/10.1007/978-90-368-2192-6

Bijlage I: Hydropstests van de knie

Strijktest (bulging sign)

De onderzoeker strijkt met de hand (vingertoppen of handrug) eerst de mediale zijde van de patella leeg naar proximaal (recessus suprapatellaris) (fig. B1.1a) en vervolgens de laterale zijde naar distaal (fig. B1.1b). De test is positief als vervolgens het 'kuiltje' aan de mediale zijde zich weer vult met vocht. Bij een positieve test is er sprake van een lichte tot matige hydrops.

Ballottementtest (patellar tap test)

De onderzoeker strijkt met de hele hand de recessus suprapatellaris leeg naar distaal, waarna hij met de vingers van de andere hand op de patella drukt (fig. B1.2). De test is positief als er bij druk op de patella sprake is van een 'dobbergevoel' (ballottement) waarbij de patella terugveert. Bij een positieve test is er sprake van een forse hydrops of haemarthros. Normaliter kan de patella alleen naar beneden worden gedrukt als er zich veel bloed of vocht tussen patella en femur bevindt, waardoor de patella als het ware wordt opgetild, hetgeen enige op- en neerwaartse beweging mogelijk maakt. Bij een geringe hydrops is deze test meestal negatief.

Gemodificeerde ballottementtest

De onderzoeker plaatst duim en wijsvinger van de ene hand aan weerszijden van de patella en strijkt met de andere hand de recessus suprapatellaris naar distaal leeg (fig. B1.3). De test is positief als duim en wijsvinger door het verplaatste vocht uiteengedreven worden bij het leegstrijken.

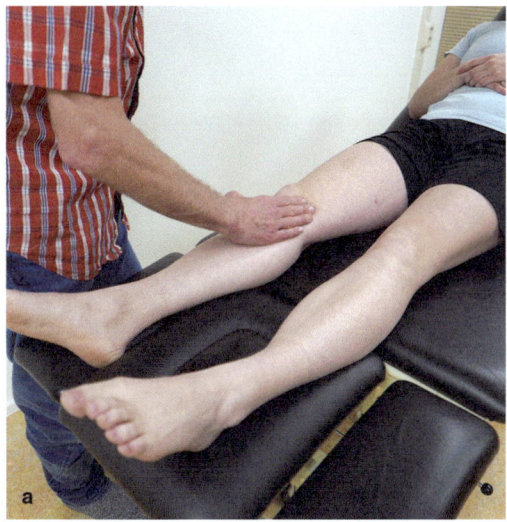 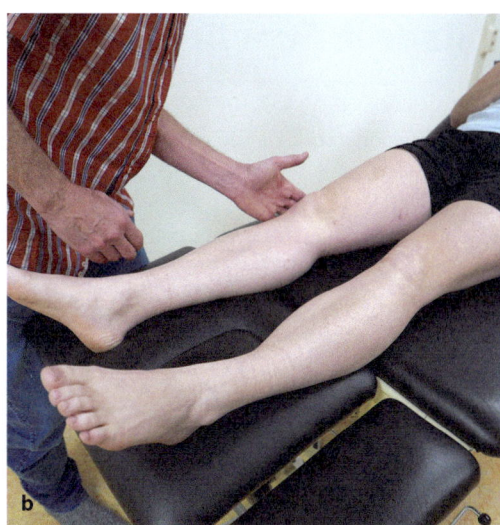

Figuur B1.1 **a** Strijktest, fase 1: met de hand (vingertoppen of handrug) strijkt de onderzoeker de mediale zijde van de patella leeg naar proximaal. **b** Strijktest fase 2: de onderzoeker strijkt de laterale zijde van de patella leeg naar distaal

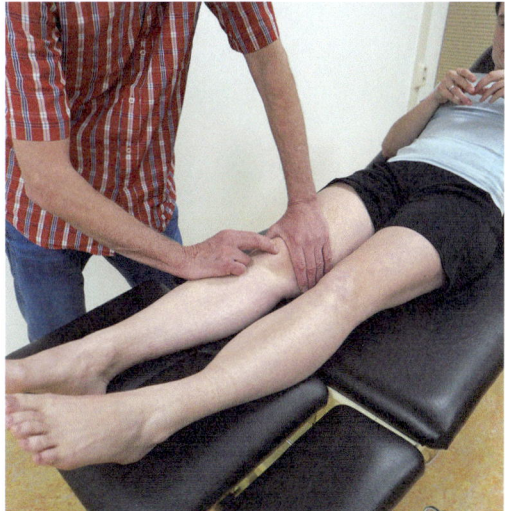 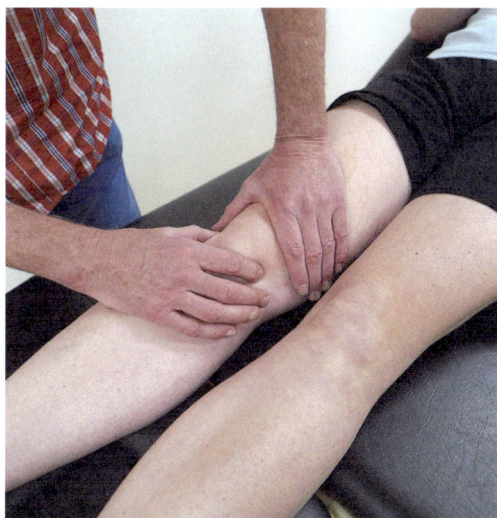

Figuur B1.2 Ballottementtest: de onderzoeker strijkt met de hele hand de recessus suprapatellaris leeg naar distaal waarna hij met de vingers van de andere hand op de patella drukt

Figuur B1.3 Gemodificeerde ballottementtest: de onderzoeker strijkt de recessus suprapatellaris naar distaal leeg en palpeert tegelijkertijd met de andere hand of het vocht zich naar distaal verplaatst

Bijlage II: Functieonderzoek van de knie

Het functieonderzoek van de knie wordt voorafgegaan door:
- inspectie van de knie;
- algemene palpatie naar temperatuur en zwelling;
- hydropstest(s).

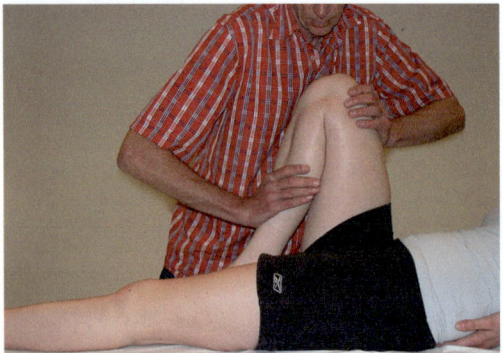
Passieve flexie

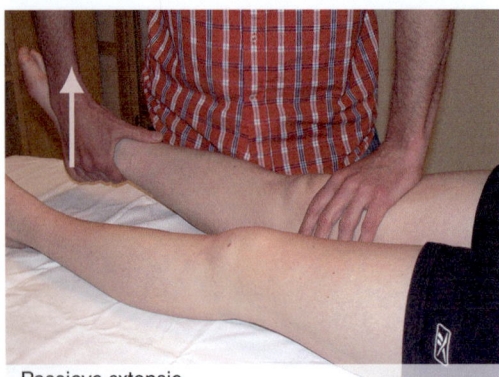
Passieve extensie

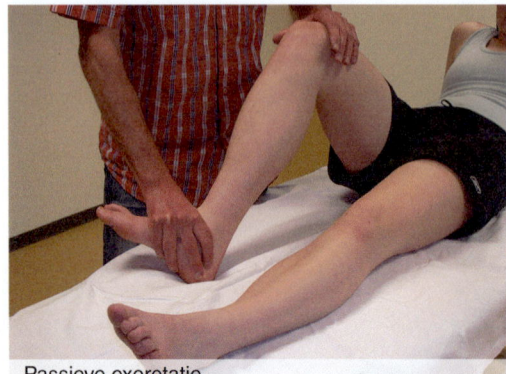
Passieve exorotatie

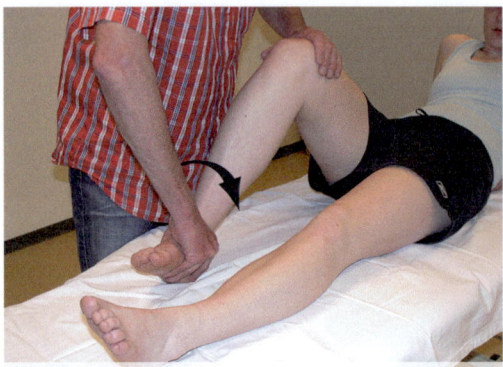
Passieve endorotatie

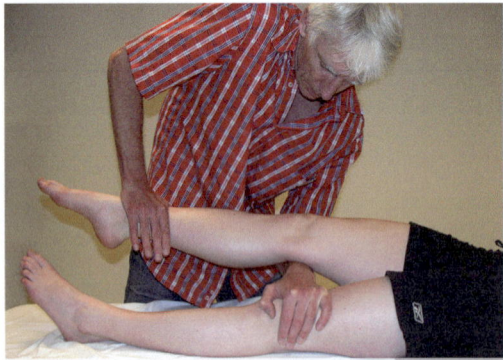
Weerstand extensie

Bijlage II: Functieonderzoek van de knie

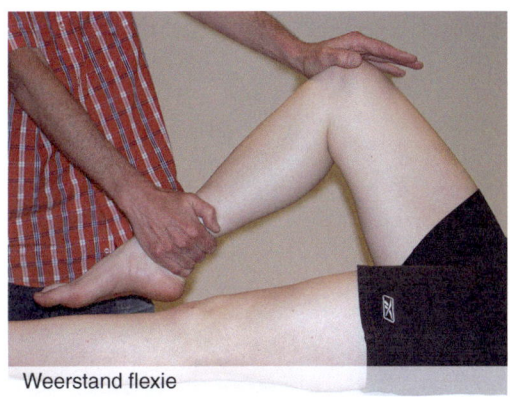

Weerstand flexie

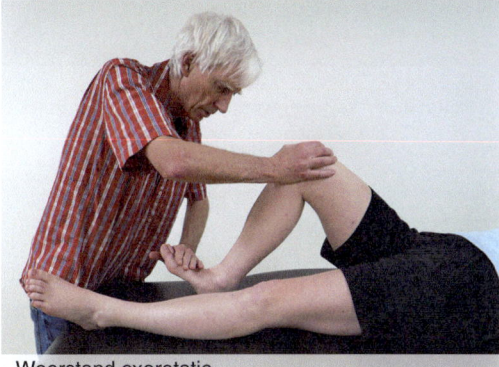

Weerstand exorotatie

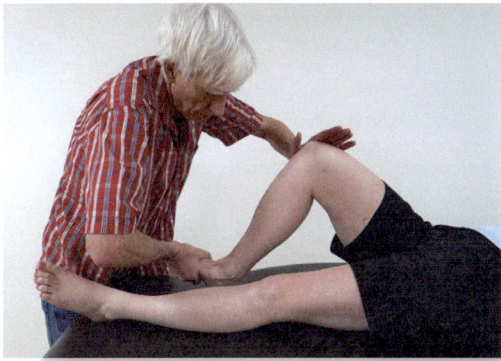

Weerstand endorotatie

Bijlage III: Stabiliteitstests van de knie

Collaterale ligamenten

Valgusstresstest [1]

Met de valgusstresstest beoordeelt men de mediale stabiliteit (mediale collaterale ligament) van de knie.

Met de knie in 30° flexie palpeert de onderzoeker met de ene hand de mediale gewrichtsspleet en met de andere hand duwt de onderzoeker de proximale tibia naar mediaal (de onderzoeker geeft valgusdruk) zodat er *gapping* (opening) van de mediale gewrichtsspleet ontstaat. Met de palperende hand kan de mate van gewrichtsopening (gapping) beoordeeld worden (fig. B3.1).

De test wordt vervolgens uitgevoerd met de knie in 0° knieflexie.

De test is positief bij een buitensporige mediale opening en herkenbare pijn in vergelijking met de niet-aangedane zijde. De mate van gewrichtsopening bij valgus- en varusstress is een indicatie voor de ernst van het bandletsel:

- graad 1: 0–5 mm (verrekking);
- graad 2: 5–10 mm (partiële ruptuur);
- graad 3: > 10 mm (totale ruptuur) [2, 3].

Een positieve valgusstresstest met de knie in 30° flexie wijst op een mediaal bandletsel. Is de test met de knie in 0° flexie (fig. B3.2) positief, dan is er sprake van een ernstiger letsel waarbij mogelijk sprake is van een ruptuur van een deel van het posteromediale gewrichtskapsel.

Varusstresstest

Tests van de laterale stabiliteit (lateraal collateraal ligament) van de knie.

De uitvoering is hetzelfde als de uitvoering van de valgusstresstest, alleen nu wordt er een duwende beweging van de tibia naar lateraal gemaakt om de laterale gewrichtsspleet te openen (fig. B3.3). Een positieve varusstresstest met de knie in 30° flexie wijst op een lateraal

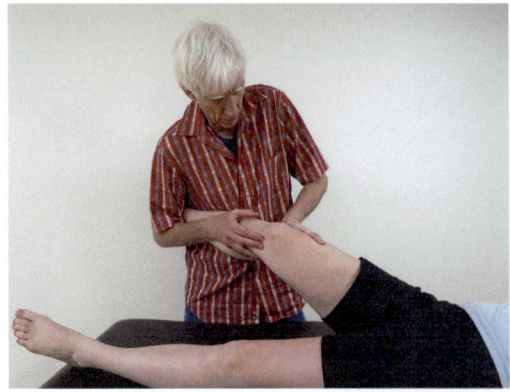

Figuur B3.1 Valgusstresstest met de knie in 30° flexie

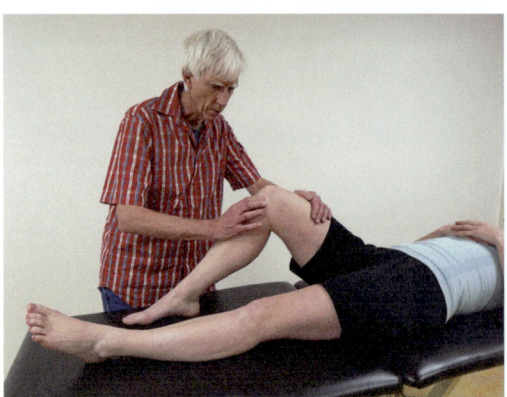

Figuur B3.2 Valgusstresstest met gestrekte knie

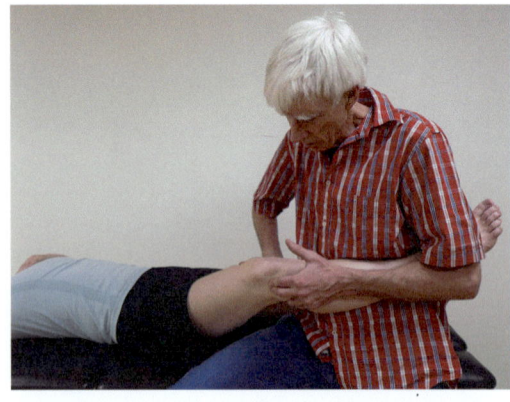

Figuur B3.3 Varusstresstest in 30° knieflexie

bandletsel. Een positieve test met een gestrekte knie (fig. B3.4) wijst op betrokkenheid van het posterolaterale gewrichtskapsel.

Palpatie van het mediale collaterale ligament (MCL)

Het MCL wordt gepalpeerd (fig. B3.5). De test is positief bij gevoeligheid of pijn in vergelijking met de niet-aangedane zijde.

NB: Er kan ook drukpijn op de gewrichtsspleet aanwezig zijn in geval van een letsel van de onderliggende mediale meniscus.

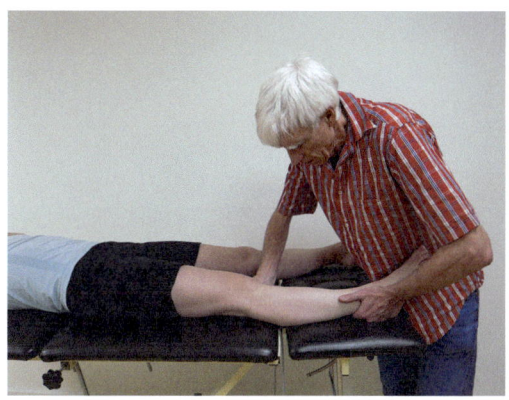

Figuur B3.4 Varusstresstest in 0° knieflexie

Palpatie van het laterale collaterale ligament (LCL)

Palpatie van het LCL kan vergemakkelijkt worden door de voet van de aangedane knie op het bovenbeen van de niet-aangedane knie te leggen (het vier-teken, fig. B3.6). Een intact ligament wordt dan gevoeld als een bijna bothard, strakgespannen koord.

Voorste kruisband

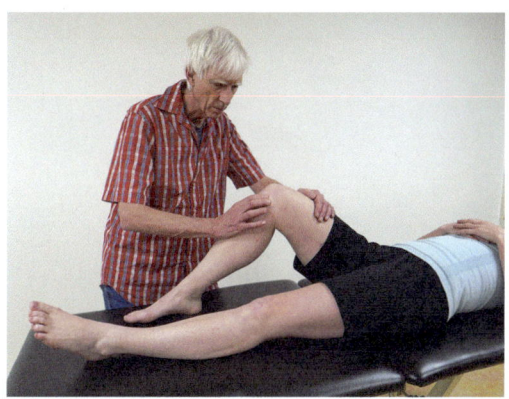

Figuur B3.5 Het mediale collaterale ligament wordt gepalpeerd

Lachmantest

Met de Lachmantest beoordeelt men de voorwaartse stabiliteit van de tibia ten opzichte van het femur.

Met de knie ontspannen in 20 à 30° flexie, stabiliseert de onderzoeker met één hand het femur van de patiënt. Met de andere hand omvat de onderzoeker de proximale tibia en transleert deze naar ventraal ten opzichte van het femur (fig. B3.7). De onderzoeker kan tijdens de test als extra fixatie zijn/haar knie onder het femur van de patiënt plaatsen (fig. B3.8). Dit vergemakkelijkt de uitvoering van de test met name voor mensen met kleine handen.

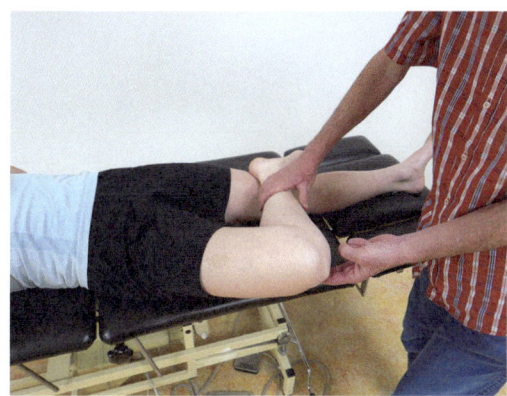

Figuur B3.6 Palpatie van het laterale collaterale ligament

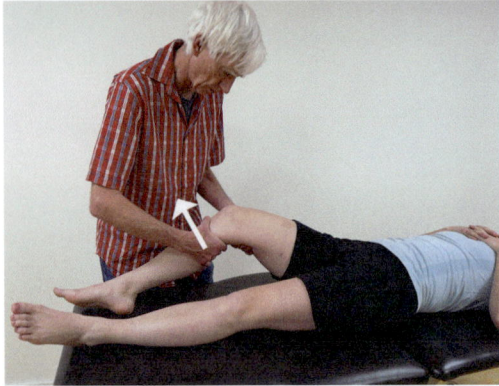

Figuur B3.7 Lachmantest

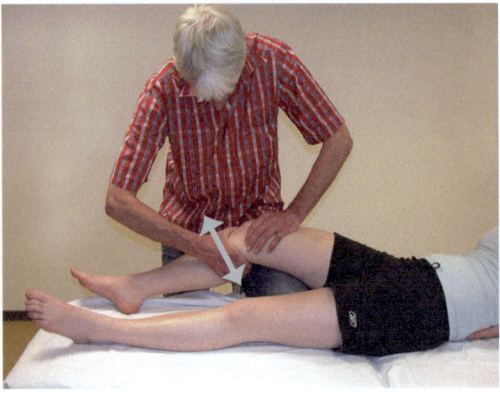

Figuur B3.8 Lachmantest met extra fixatie van een knie onder het bovenbeen van de patiënt

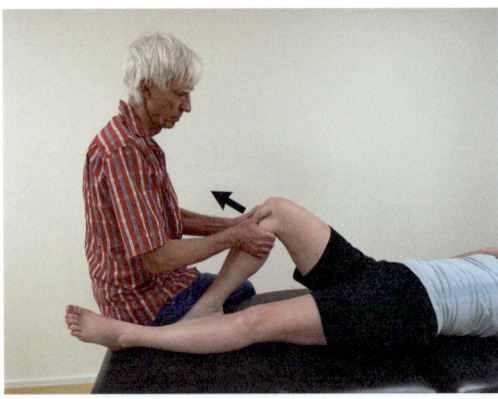

Figuur B3.9 Voorsteschuifladetest

De test is positief bij een vergrote anterieure translatie van de tibia en een zacht eindgevoel in vergelijking met de niet-aangedane zijde. Er is dan sprake van een partiële of totale voorstekruisbandruptuur. Meestal wordt de translatiebeweging van de tibia plotseling ligamentair geremd, waarbij de intacte voorste kruisband wordt aangeslagen. Dit wordt ook wel het cordfenomeen genoemd. Hierbij is er sprake van een hard eindgevoel. Dit cordfenomeen is afwezig bij een totale ruptuur van de voorste kruisband. Bij een intacte voorste kruisband zal de voorwaartse beweging nauwelijks mogelijk zijn en stoppen wanneer de voorste kruisband zijn maximale lengte heeft bereikt.

Voorsteschuifladetest

Met de voorsteschuifladetest beoordeelt men eveneens de voorwaartse stabiliteit van de tibia ten opzichte van het femur.

De onderzoeker gaat op de voet van de patiënt zitten om het been te fixeren. Met de knie van de patiënt in 90° flexie omvat de onderzoeker met beide handen de proximale tibia om vervolgens de tibia naar ventraal te transleren ten opzichte van het femur (fig. B3.9). Van tevoren controleert de onderzoeker of de hamstrings voldoende ontspannen zijn. De test is positief bij een toegenomen anterieure translatie van de tibia en een zacht eindgevoel in vergelijking met de niet-aangedane zijde. Er is dan sprake van een partiële of totale voorstekruisbandruptuur.

Tijdens het uitvoeren van schuifladetests is vooral het eindgevoel van belang: het 'vastslaan' van de knie (cordfenomeen) wijst erop dat minstens een deel van de geteste kruisband nog intact is.

Pivotshifttest

Met de pivotshifttest beoordeelt men de rotatoire stabiliteit van de knie.

Met de knie in extensie en endorotatie brengt de onderzoeker de knie passief naar flexie waarbij tegelijkertijd met de duimmuis tegen de proximale fibulakop een valgusdruk wordt gegeven

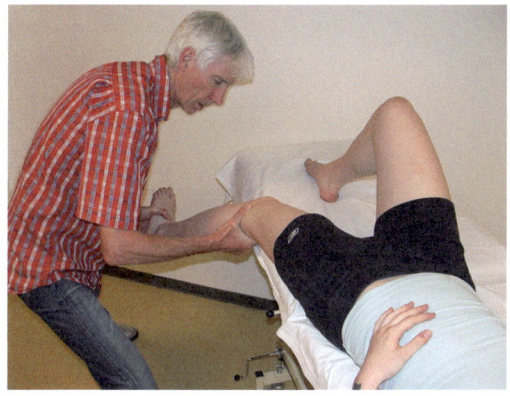

Figuur B3.10 Pivotshifttest

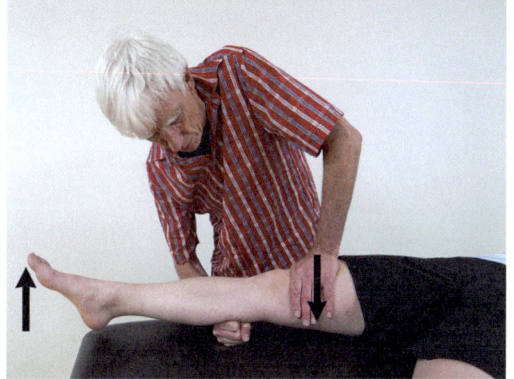

Figuur B3.11 Lellitest

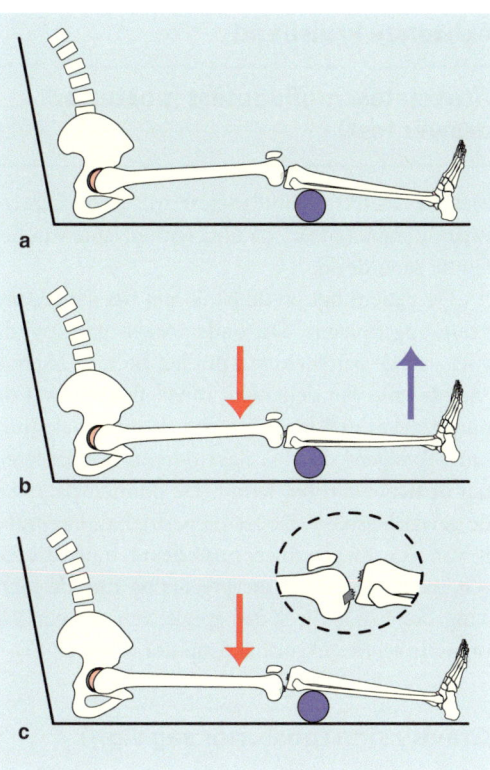

Figuur B3.12 Het werkingsprincipe van de Lellitest

Lellitest

(fig. B3.10). De endorotatie wordt tijdens de gehele beweging aangehouden. De test is positief bij een plotselinge daling van het naar anterieur gesubluxeerde laterale tibiaplateau. Bij een insufficiënte voorste kruisband met positieve pivotshifttest subluxeert het laterale tibiaplateau in het begin van de test naar anterolateraal en zal bij een lichte flexie van ongeveer 30° terugschieten. Dit komt doordat de tractus iliotibialis rond deze flexiehoek van de knie verandert van een kniestrekker in een kniebuiger, die de gesubluxeerde tibia terugtrekt naar dorsaal. Een positieve test wijst op een voorstekruisbandletsel met een 'draai-instabiele' knie. De test is klinisch vaak lastig uit te voeren in verband met afweerspanning en angst van de patiënt bij het roteren van de knie.

De Lellitest (lever sign of hefboomtest) is een makkelijk uitvoerbare test voor het beoordelen van de voorwaartse stabiliteit van de tibia ten opzichte van het femur.

De onderzoeker plaatst een vuist als steun onder de kuit en duwt met de andere hand het femur naar beneden (fig. B3.11). De test is positief als de hiel van de patiënt niet omhoogkomt. Dit betekent dat de continuïteit van de voorste kruisband verstoord is (fig. B3.12). Er kan sprake zijn van een elongatie, een partiële ruptuur of een totale ruptuur van de voorste kruisband. De Lellitest is een sensitieve test die zowel goed gebruikt kan worden voor het diagnosticeren van acute, partiële als chronische, totale voorstekruisbandrupturen.

Achterste kruisband

Achtersteschuifladetest (posterior drawer test)

Met de achtersteschuifladetest wordt de achterwaartse stabiliteit van de tibia ten opzichte van het femur beoordeeld.

De patiënt ligt op de bank met het aangedane been opgetrokken. De onderzoeker gaat op de voet van de patiënt zitten om het been te fixeren. Met de knie van de patiënt in 90° flexie omvat de onderzoeker met beide handen de proximale tibia om vervolgens de tibia naar dorsaal te transleren ten opzichte van het femur. De duimen palperen de gewrichtsspleet. De test is positief als er sprake is van een toegenomen posterieure translatie en een zacht eindgevoel in vergelijking met de niet-aangedane zijde. Er is dan sprake van een partiële of totale achterstekruisbandruptuur (fig. B3.13).

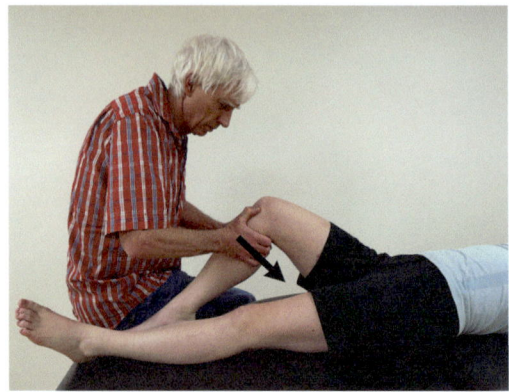

Figuur B3.13 Achtersteschuifladetest

Gravity sign (posterior sag sign)

Het gravity sign is een test voor de achterwaartse stabiliteit van de tibia ten opzichte van het femur.

Met de patiënt in ruglig met knieën en heupen in 90° flexie ondersteunt de onderzoeker de enkel en proximale tibia. Vervolgens laat de onderzoeker de fixerende hand onder de tibia wegvallen en let op het bewegingsgedrag van de tuberositas tibiae (fig. B3.14). De test is positief als de tibia door de zwaartekracht overdreven wegzakt naar posterieur ten opzichte van het andere been. Bij toepassing van manuele posterieure druk op de proximale tibia of contractie van de hamstrings wordt de verzakking van de tibia groter. De test kan ook uitgevoerd worden met de voeten steunend op een stoel ter fixatie van de enkels (fig. B3.15). Op deze manier kunnen kleine verschillen tussen links en rechts gemakkelijk worden waargenomen.

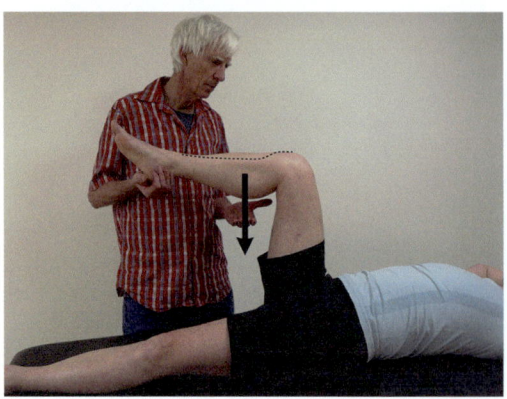

Figuur B3.14 Gravity sign: de stippellijn toont de voorrand van het onderbeen bij een achterstekruisbandruptuur als de ondersteunende hand weggehaald wordt

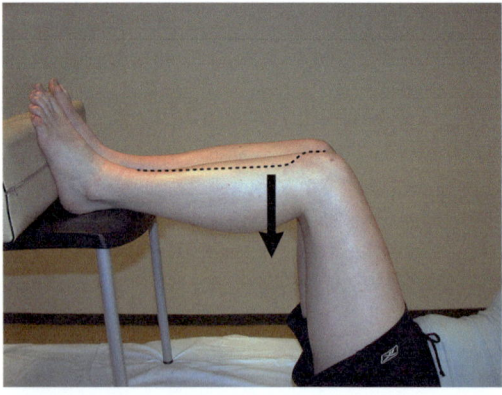

Figuur B3.15 Gravity sign met de voeten steunend op een stoel. De stippellijn toont de positie van het onderbeen in geval van een achterstekruisbandruptuur

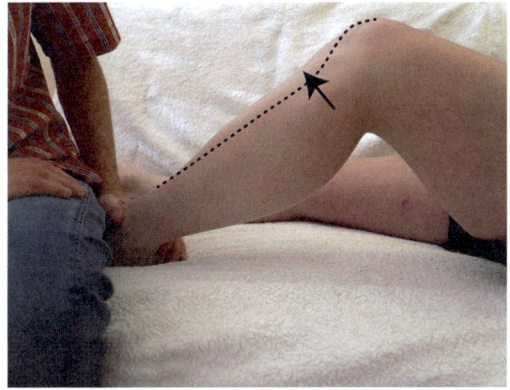

Figuur B3.16 Actieve quadricepstest: bij aanspanning van de m. quadriceps beweegt de naar dorsaal getransleerde tibia (stippellijn) naar anterieur

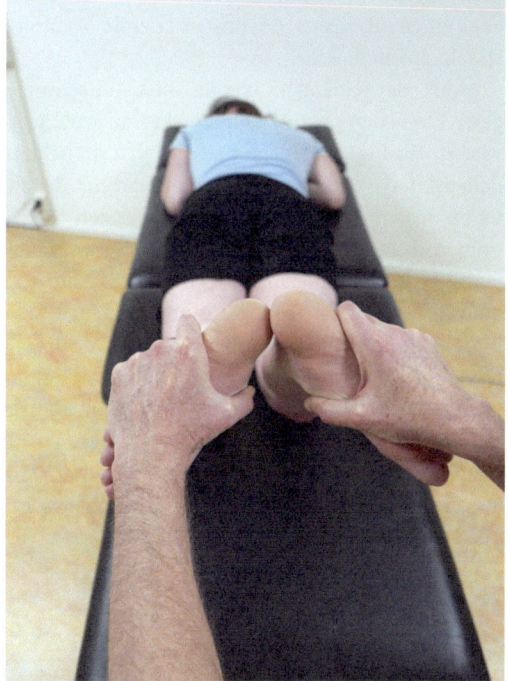

Figuur B3.17 Dial test met de knieën in 30° flexie

Actieve quadricepstest

Met de actieve quadricepstest beoordeelt men de achterwaartse stabiliteit van de tibia ten opzichte van het femur.

De patiënt ligt met heupen in 45° en knieën in 70° flexie waarbij de onderzoeker op de voet van de patiënt zit. De onderzoeker vraagt de patiënt de voet langzaam over de bank naar voren te schuiven en daarna weer te ontspannen. De test is positief als bij contractie van de quadriceps een duidelijke anterieure translatie van de tibia plaatsvindt. Dit komt doordat de uitgangspositie van de proximale tibia zich te ver naar posterieur bevond als gevolg van een achterstekruisbandinsufficiëntie (fig. B3.16).

De posterolaterale hoek

Naast de tests voor de laterale collateraalband en achterste schuiflade kan een posterolateraal hoekletsel klinisch getest worden met de dialtest en external rotation recurvatumtest.

Dial test (posterolaterale exorotatietest) [1]

Met de dial test beoordeelt men de posterolaterale rotatoire stabiliteit van de knie.

Met de patiënt in buiklig met de knieën tegen elkaar aan, omvat de onderzoeker de voeten met de enkels in dorsaalflexie. De onderzoeker draait beide onderbenen in exorotatie en beoordeelt de bewegingsuitslag (rotatieverschil) van de voeten. De test wordt uitgevoerd met de knieën in 30° en vervolgens in 90° flexie (fig. B3.17 en B3.18). De test kan ook in ruglig worden uitgevoerd waarbij de knie over de rand van de behandelbank afhangt (fig. B3.19). De test is positief bij een toegenomen exorotatie van meer dan 10° van de aangedane knie vergeleken met de niet-aangedane knie. Een toegenomen exorotatie in 30° flexie wijst op een geïsoleerd letsel van de posterolaterale hoek; een toegenomen exorotatie in 90° flexie wijst op een gecombineerd letsel van de posterolaterale hoek en achterste kruisband.

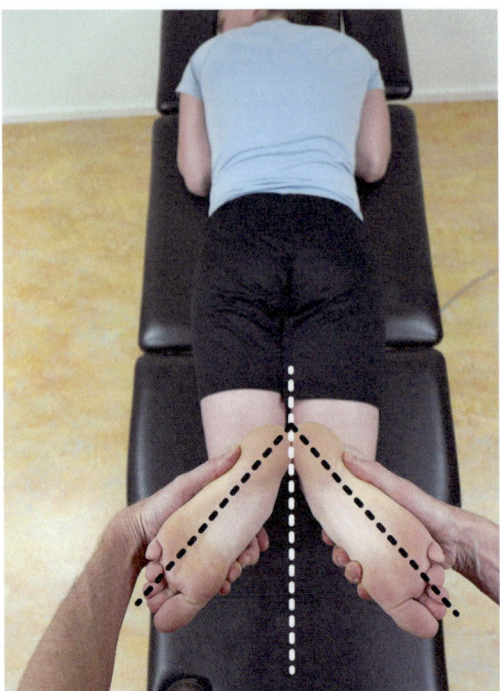

Figuur B3.18 Dial test met de knieën in 90° flexie. Er is hier geen toegenomen exorotatie van meer dan 10° waarneembaar

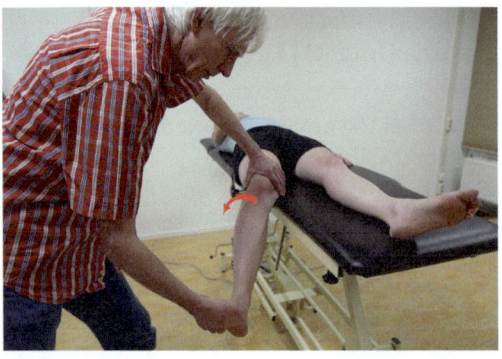

Figuur B3.19 Dial test in ruglig met een flexiehoek in de knie van 30°

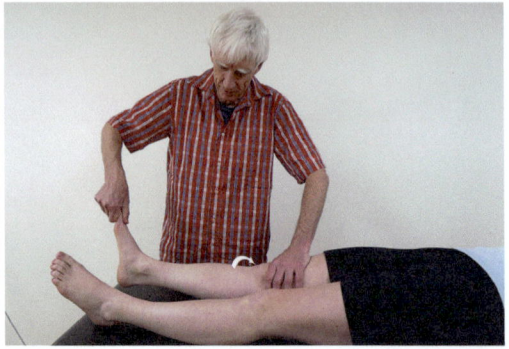

Figuur B3.20 External rotation recurvatumtest

External rotation recurvatumtest [1, 4]

Met de external rotation recurvatumtest beoordeelt men eveneens de posterolaterale rotatoire stabiliteit van de knie.

Met de patiënt in ruglig met ontspannen gestrekte benen pakt de onderzoeker de grote teen vast en tilt het aangedane been op van de behandelbank terwijl hij met de andere hand het distale femur fixeert. De test is positief als er een toegenomen mate van hyperextensie (recurvatum) aanwezig is in het aangedane been ten opzichte van het niet-aangedane been. Dit is het gevolg van verplaatsing van het laterale tibiaplateau naar dorsaal. De toegenomen recurvatum wordt meestal gemeten door de hoogte van de hiel in centimeters te meten. Een positieve test is indicatief voor ernstig ligamentair letsel van de knie en kan wijzen op een gecombineerd letsel van de posterolaterale hoek, voorste en/of achterste kruisband (fig. B3.20).

Bijlage IV: Meniscustests

McMurraytest met exorotatie

Vanuit volledige flexiestand van de knie *exoroteert* de onderzoeker het onderbeen. De onderzoeker brengt de knie in extensie terwijl *valgusdruk* wordt gehandhaafd (◘ fig. B4.1). De test is positief bij een blokkerend moment, gecombineerd met pijn en een voelbare en/of een hoorbare knap.

McMurraytest met endorotatie

Vanuit volledige flexiestand van de knie *endoroteert* de onderzoeker het onderbeen. De onderzoeker brengt de knie in extensie terwijl *varusdruk* wordt gehandhaafd (◘ fig. B4.2).

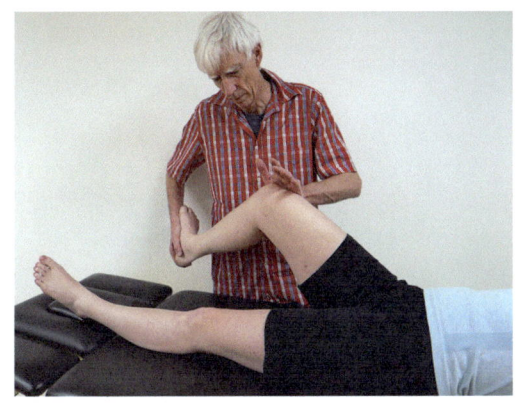

◘ **Figuur B4.1** McMurraytest met exorotatie en valgusstress

> **Betrouwbaarheid en uitvoering**
>
> De McMurraytests zijn ten opzichte van andere meniscustests vaak vals negatief vanwege een lage sensitiviteit [5, 6]. Men kan de uitvoering variëren door wel of geen valgus-/varusstress toe te passen. Soms is de test alleen positief bij een van de verschillende uitvoeringen.

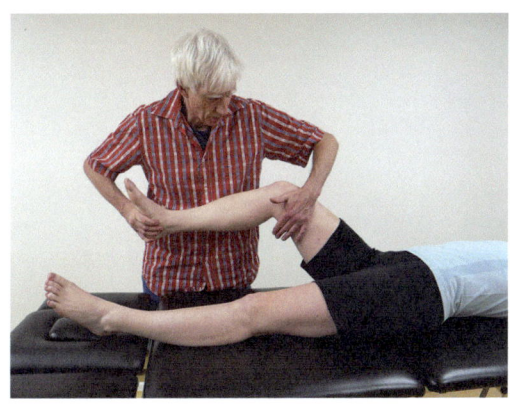

◘ **Figuur B4.2** McMurraytest met endorotatie en varusstress

Thessalytest bij 5° knieflexie

Ondersteund door de onderzoeker roteert de patiënt in het 5° geflecteerde kniegewricht. Dit gebeurt door met de voet vlak op de grond het lichaam drie keer naar links en rechts te draaien (◘ fig. B4.3). De test is positief als de patiënt herkenbare pijn voelt in het kniegewricht of een gevoel van blokkering ervaart.

De test wordt eerst op het gezonde been uitgevoerd om de patiënt de juiste beweging te laten ervaren en om eventuele pijnsensaties te kunnen vergelijken met die aan de andere zijde.

Thessalytest bij 20° knieflexie

Dezelfde test wordt uitgevoerd met de knie in 20° flexie (◘ fig. B4.4).

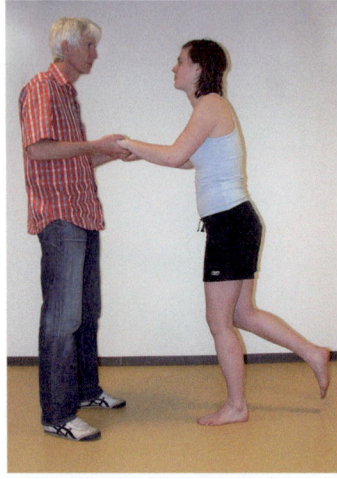 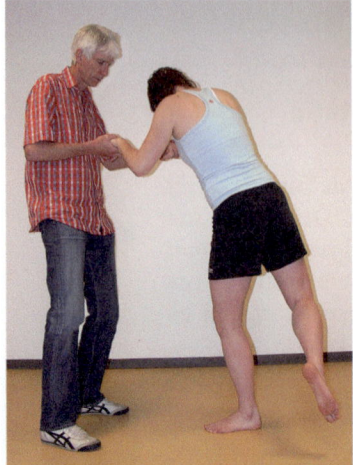 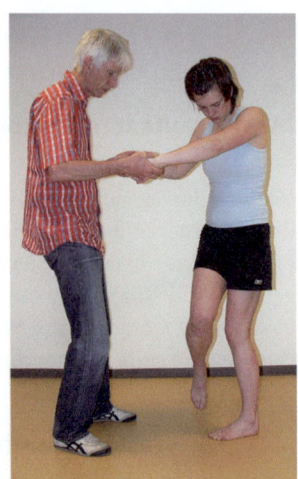

Figuur B4.3 Thessalytest bij 5° knieflexie

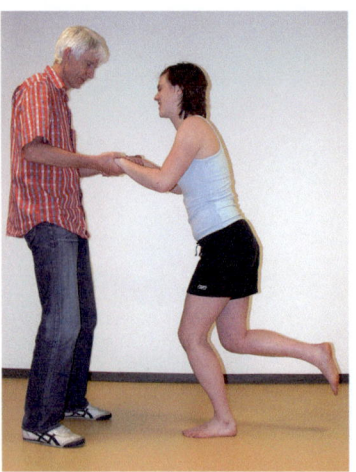 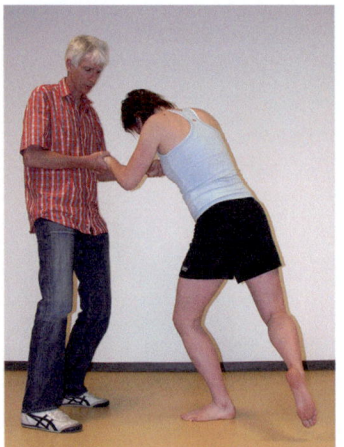 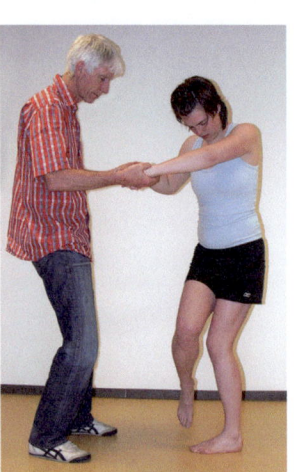

Figuur B4.4 Thessalytest bij 20° knieflexie

Ege's test in exorotatie

Met de voeten in maximale *exorotatie* wordt een squat uitgevoerd (fig. B4.5). Dit is een test voor de *mediale* meniscus. De patiënt mag eventueel ergens op steunen. De test is positief bij pijn of een klikkend geluid/gevoel ter plaatse van de gewrichtsspleet. Dit treedt meestal op bij circa 90° flexie van de knie.

Ege's test in endorotatie

Met de voeten in maximale *endorotatie* wordt een squat uitgevoerd (fig. B4.6). Test voor de *laterale* meniscus.

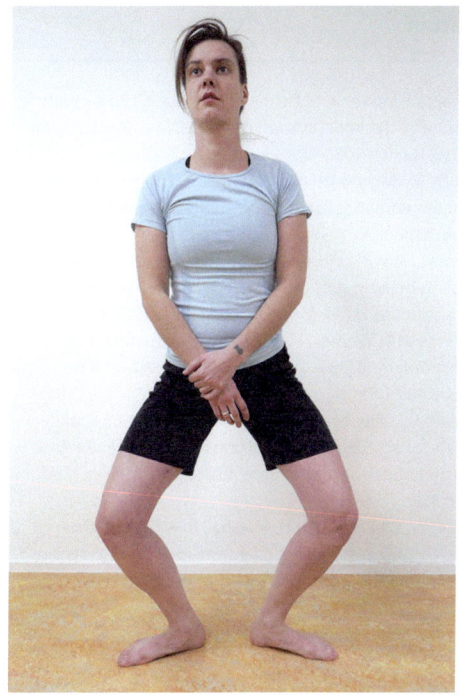

Figuur B4.5 Ege's test in exorotatie

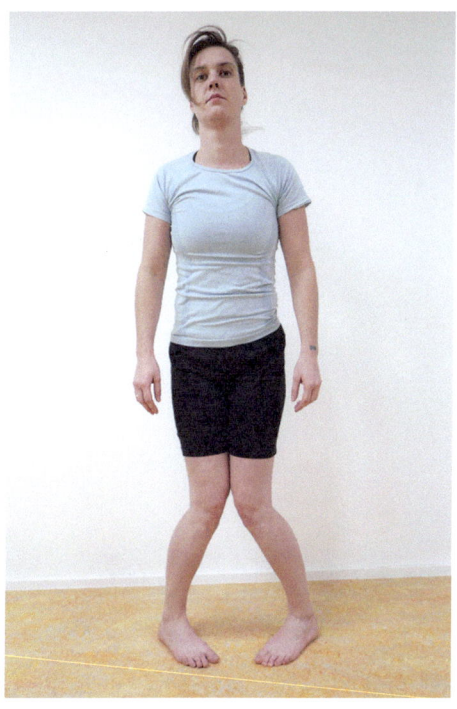

Figuur B4.6 Ege's test in endorotatie

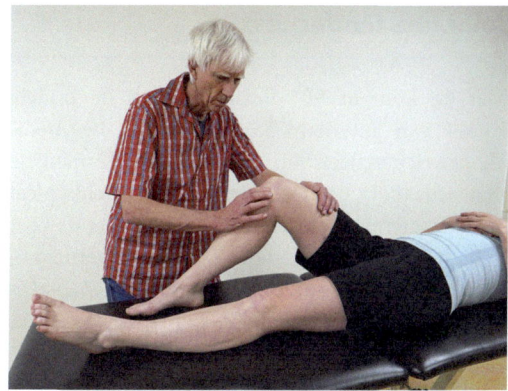

Figuur B4.7 Joint line tenderness van de mediale gewrichtsspleet

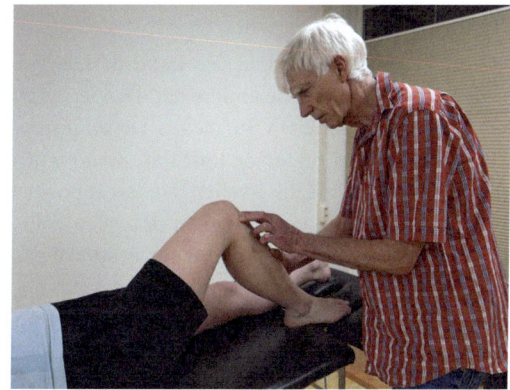

Figuur B4.8 Joint line tenderness van de laterale gewrichtsspleet

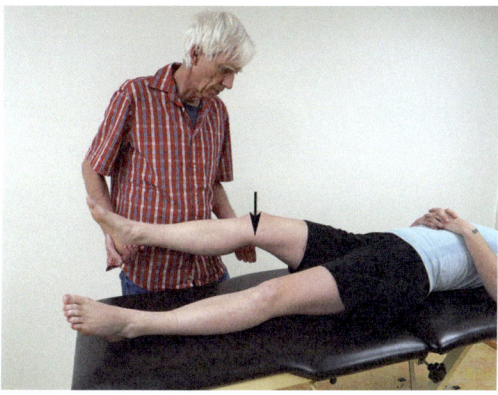

Figuur B4.9 Bounce home of forced extension

Joint line tenderness

Met de knie in 90° flexie palpeert de onderzoeker van anterieur naar posterieur de mediale gewrichtsspleet van de knie voor de mediale meniscus (◘fig. B4.7) en de laterale gewrichtsspleet voor de laterale meniscus (◘fig. B4.8). Met de voet in endorotatie is de mediale meniscus beter te palperen en bij exorotatie kan de laterale meniscus beter gepalpeerd worden. De test is positief als er sprake is van een gevoelige of pijnlijke plek bij palpatie van de gewrichtsspleet.

Bounce home (forced extension, extension block)

De onderzoeker houdt met één hand de hiel van de patiënt vast en met de andere hand ondersteunt hij de knieholte in circa 30° flexie. De onderzoeker haalt de hand onder de knieholte weg en laat de knie passief in extensie vallen. De test is positief bij een terugverend effect. Er kan dan geen volledige extensie gemaakt worden en er is sprake van een stug/verend eindgevoel. Een beperking met een verend eindgevoel wijst op een inklemming. Meestal is er dan sprake van een meniscusletsel (◘fig. B4.9).

Literatuur

1. Chahla J, Moatshe G, Dean CS, LaPrade RF. Posterolateral corner of the knee: current concepts. Arch Bone Jt Surg. 2016;4(2):97–103.
2. Duffy PS, Miyamoto RG. Management of medial collateral ligament injuries in the knee: an update and review. Phys Sportsmed. 2010;38(2):48–54.
3. Chen L, Kim PD, Ahmad CS, Levine WN. Medial collateral ligament injuries of the knee: current treatment concepts. Curr Rev Musculoskelet Med. 2008;1(2):108–13.
4. LaPrade RF, Wentorf F. Diagnosis and treatment of posterolateral knee injuries. Clin Orthop Relat Res. 2002;402:110–21.
5. Smith BE, Thacker D, Crewesmith A, Hall M. Special tests for assessing meniscal tears within the knee: a systematic review and meta-analysis. Evid Based Med. 2015;20(3):88–97.
6. Hing W, White S, Reid D, Marshall R. Validity of the McMurray's test and modified versions of the test: a systematic literature review. J Man Manip Ther. 2009;17(1):22–35.

Eerder verschenen delen uit de serie

Eerder verschenen delen uit de serie Orthopedische Casuïstiek:
1. De kwetsbaarheid van het jeugdige skelet: onderste extremiteit
2. Onderzoek en behandeling van lage rugklachten
3. Onderzoek en behandeling van peesaandoeningen: tendinose
4. Onderzoek en behandeling van de hand: het polsgewricht
5. Onderzoek en behandeling van de schouder
6. Onderzoek en behandeling van de heup
7. Onderzoek en behandeling van spieraandoeningen en kuitpijn
8. Onderzoek en behandeling van de knie
9. Onderzoek en behandeling van artrose en artritis
10. Valkuilen in de orthopedische diagnostiek
11. Onderzoek en behandeling van de voet
12. Onderzoek en behandeling van middenhand en vingers
13. Onderzoek en behandeling van anterieure kniepijn
14. Onderzoek en behandeling van elleboog en onderarm
15. Onderzoek en behandeling van de nek
16. Onderzoek en behandeling van het bewegingsapparaat bij ouderen
17. Onderzoek en behandeling van sportblessures van de onderste extremiteit
18. Onderzoek en behandeling van het bekken
19. Onderzoek en behandeling van de thorax
20. Onderzoek en behandeling van sportblessures van de schouder
21. Onderzoek en behandeling van sportblessures van arm en hand
22. Onderzoek en behandeling van zenuwcompressie
23. Kunstgewrichten: de heup
24. Kunstgewrichten: knie en enkel
25. Kunstgewrichten: bovenste extremiteit
26. Onderzoek en behandeling van lage rugklachten, tweede, herziene druk.
27. Oefenprogramma's voor schouderaandoeningen.

Nadere informatie over 'Orthopedische Casuïstiek' is te vinden op de website van:
- de uitgever: ▶ www.bsl.nl
- de redactie van *Orthopedische Casuïstiek*:
  ▶ www.orthopedischecasuistiek.nl

Register

A

adipokine 109
afvallen 109
aquafitness 108
artrose 11, 105, 109

B

balansparcours 66
basic squat 99
bilaterale oefening 7
bone bruise 52
bosubal 48, 64
bounce hometest 81
BPTB-autograft 17
BPTP-graft 18
brug 66
bruggetje 30
bungelen 23

C

calf raise 25
centrale sensitisatie 105
cordfenomeen 132
corticosteroïdinjectie 108
countermovement jump 41
cytokine 109

D

deadlift 74, 99
deep squat 99
degeneratief meniscusletsel 81
dorsaalflexiemobiliteit 16
dynamische knievalgus 15

E

Ege's test 81
exorotatie-valgustrauma 14, 15, 53

F

front squat 68

G

geslotenketenoefening 2, 4
gewichtsreductie 84
gewichtsverlies 109
gewichtsvest 68
gonartrose 105
good morning 73

H

hamstringgraft 18
heel slide 59
high-impactsport 108
high lunge 100
high squat 99
horizontal squat 99
hyaluronzuurinjectie 108
hydrotherapie 106

I

injectie
– corticosteroïd- 108
– hyaluronzuur- 108
– intra-articulaire 108
instabiele ondergrond 41
intra-articulaire injectie 108

K

ketentraining 7
kneeing-in 68
knieartrose 105
kruisband
– voorste 11

L

Lachmantest 131
Lellitest 16
low-impactsport 108
lunge 68
lungepositie 64

M

mcl-laesie 52
mcl-letsel 52
McMurraytest 81
mediaal collateraal ligamentletsel 52
mediaal meniscusletsel 79
medicineball 71
meniscectomie 84
meniscus 79
meniscusletsel 81
– degeneratief 81
– traumatisch 80
meniscusreparatie 84
meniscustransplantatie 85
minihorde 43
mobilisatie-oefening 59

N

neuromusculaire controle 14

O

obesitas 109
openketenoefening 2, 3, 12
overhead lunge 68

P

partiële meniscectomie 85
partiële vkb-ruptuur 11
Pellegrini-Stieda
– syndroom van 53
perifeer mediaal meniscusletsel 79
perifere meniscusscheur 79
pivoterende sport 17
pivotshifttest 16
prestretch 41

R

rear kick 25

S

sensitisatie 105
side lunge 100
single leg squat 68, 71
speedladder 41
speedladderoefening 76
spierversterkende oefening 59
split squat 43
sprinttraining 41
sprongtraining 41

Register

squat 5, 13, 68
- basic 99
- deep 99
- high 99
- horizontal 99

squat jump 41
squathouding 5
squatvorm 68
stabilisatie-oefening 40, 59, 61, 91
step-up knee-up 68, 102
stiff legged deadlift 99
stiff legged good morning 30, 73
swissball 30, 59, 73
syndroom van Pellegrini-Stieda 53

T

tai chi 106, 108
Thessalytest 81
trampoline 48
traumatisch meniscusletsel 80

U

unhappy triad 52, 80
unilaterale oefening 7

V

valgusstress 53
valgusstresstest 130
varusstresstest 130
verzwaringsprincipe 8
vkb-plastiek 17
vkb-reconstructie 13
vkb-ruptuur 14, 80
vkb-test 16
voorste kruisband 11
voorstekruisbandletsel 23, 80
voorstekruisbandreconstructie 86

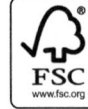

MIX
Papier aus verantwortungsvollen Quellen
Paper from responsible sources
FSC® C105338

If you have any concerns about our products,
you can contact us on
ProductSafety@springernature.com

In case Publisher is established outside the EU,
the EU authorized representative is:
Springer Nature Customer Service Center GmbH
Europaplatz 3, 69115 Heidelberg, Germany

Printed by Libri Plureos GmbH
in Hamburg, Germany